Verlag von Julius Springer in Wien I.

In Verbindung mit den Büchern der Ärztlichen Praxis und nach den gleichen Grundsätzen redigiert, erscheint die Monatsschrift

Die Ärztliche Praxis

Unter steter Bedachtnahme auf den in der Praxis stehenden Arzt bietet sie **aus zuverlässigen Quellen sicheres Wissen** und berichtet in kurzer und klarer Darstellung über alle Fortschritte, die für die ärztliche Praxis von unmittelbarer Bedeutung sind.

Der Inhalt des Blattes gliedert sich in folgende Gruppen:

Originalbeiträge: Diagnostik und Therapie eines bestimmten Krankheitsbildes werden durch erfahrene Fachärzte nach dem neuesten Stand des Wissens zusammenfassend dargestellt.

Fortbildungskurse: Die internationalen Fortbildungskurse der Wiener medizinischen Fakultät teils in Artikeln, teils in Eigenberichten der Vortragenden. Das Gesamtgebiet der Medizin gelangt im Turnus zur Darstellung.

Seminarabende: Dieser Teil gibt die Aussprache angesehener Spezialisten mit einem Auditorium von praktischen Ärzten wieder.

Neuere Untersuchungsmethoden: Die Rubrik macht mit den neueren, für die Praxis geeigneten Untersuchungsmethoden vertraut.

Aus neuen Büchern: Interessante und in sich abgeschlossene Abschnitte aus der neuesten medizinischen Literatur.

Zeitschriftenschau: Klar gefaßte Referate sorgen dafür, daß dem Leser nichts für die Praxis Belangreiches aus der medizinischen Fachpresse entgeht.

Der Fragedienst vermittelt jedem Abonnenten in schwierigen Fällen, kostenfrei und vertraulich, den Rat erfahrener Spezialärzte auf brieflichem Wege. Eine Auswahl der Fragen wird ohne Nennung des Einsenders veröffentlicht.

Die Ärztliche Praxis kostet **im Halbjahr zurzeit Reichsmark 3,60** zuzüglich der Versandgebühren.

Alle Ärzte, welche die Zeitschrift noch nicht näher kennen, werden eingeladen, Ansichtshefte zu verlangen.

Innerhalb Österreich wird die Zeitschrift nur in Verbindung mit den amtlichen „Mitteilungen des Volksgesundheitsamtes“ ausgegeben.

ALLGEMEINE THERAPIE DER HAUTKRANKHEITEN

VON

PRIVATDOZENT DR. ALFRED PERUTZ
WIEN

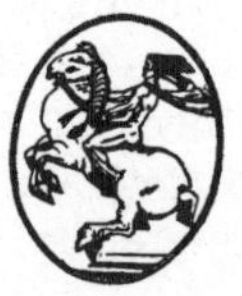

WIEN UND BERLIN
VERLAG VON JULIUS SPRINGER
1930

ISBN-13:978-3-7091-9696-0 e-ISBN-13:978-3-7091-9943-5
DOI: 10.1007/978-3-7091-9943-5
ALLE RECHTE, INSBESONDERE DAS DER ÜBERSETZUNG
IN FREMDE SPRACHEN, VORBEHALTEN.
COPYRIGHT 1930 BY JULIUS SPRINGER IN VIENNA.

Vorwort.

Dieses Buch will die Forschungen der Pharmakologie und der ihr helfenden Wissenschaften, vor allem der physikalischen Chemie einer wohlbegründeten Therapie der Hautkrankheiten nutzbar machen. Die Rezeptierkunde ist nicht nur Gedächtnisstoff. Soll die Verschreibung ihren Zweck erfüllen, so muß sie physiologisch und pharmakologisch richtig aufgebaut, den pathologischen Verhältnissen Rechnung tragen. Bei der Abfassung der „Pharmakologie der Haut" für das von Jadassohn herausgegebene Handbuch der Haut- und Geschlechtskrankheiten habe ich, der Anlage entsprechend, im weitgehendsten Maße diesen meinen Bestrebungen Rechnung tragen können. Im vorliegenden Büchlein mußte ich nur auszugsweise das dort Mitgeteilte in gedrängter Form wiedergeben und so die Ergebnisse der pharmakologischen und physiologischen Literatur und teilweise der eigenen Arbeiten nur kurz erörtern.

Dieses Buch unterscheidet sich schon in der Anlage von den übrigen Darstellungen der Dermatotherapie. Während bisher eine alphabetische Aufzählung entweder der gebräuchlichen Medikamente oder der Krankheiten erfolgte, habe ich, nach Besprechung der Verordnungsformen und Verordnungsarten, die Heilmittel und deren Anwendungsgebiet vom pharmako-physiologischen Gesichtspunkte aus besprochen und nur gelegentlich den Wirkungsmechanismus der einzelnen Medikamente zusammenfassend erörtert. Ein ausführliches Sachverzeichnis soll die Benützung dieses Buches erleichtern.

Da die therapeutischen Fragen vom Standpunkte ihrer pharmakologischen Wirkung besprochen wurden, konnten nur die typischen Medikamente, welche in den meisten Arzneibüchern als „offizinelle Heilmittel" angeführt werden, zur Analyse ihrer Dynamik herangezogen werden. Die einzelnen hier angeführten Rezepte sind nur als Beispiele der Verschreibungsweise angeführt. Man wird den meisten also als alten Bekannten anderweitig schon begegnet sein.

Da diese Darstellung der allgemeinen Therapie der Hautkrankheiten für den ärztlichen Praktiker bestimmt ist, mußte von ausführlicheren Quellenangaben und Anführungen von Autoren abgesehen werden.

Wien, im Dezember 1929.

Alfred Perutz.

Inhaltsverzeichnis.

A. Allgemeiner Teil.

Bei der Behandlung von Hautkrankheiten sind auch heute noch zwei große Faktoren zu berücksichtigen: die allgemeine Therapie und die Lokalbehandlung.

Während in der Zeit vor Hebra das Hauptaugenmerk darauf gerichtet war, die „schlechten Säfte", die rein spekulativ für das Auftreten von Dermatosen verantwortlich gemacht wurden, zu bekämpfen, war es Hebras Werk, diesen Anschauungen durch klinische Beobachtung entgegengetreten zu sein und die Dermatologie als Sonderfach, gereinigt vom Wust unfruchtbarer Deuteleien, aufgestellt zu haben. Es hieße aber die genialen Forschungen Hebras gründlich mißverstehen, wollte man die Haut als ein Organ ansehen, das zwar zu äußerst, aber doch abseits vom übrigen Organismus steht und dessen Erkrankungen ohne jeden Zusammenhang mit den Geschehnissen des Gesamtkörpers stünden. Gerade die Arbeiten der letzten Jahre haben das innige Ineinanderspielen der Haut mit dem übrigen Organismus beleuchtet. Es darf aber die Lokalbehandlung der Hautkrankheiten, die derzeit ja doch noch immer das Um und Auf der wissenschaftlich begründeten Therapie der Dermatosen ausmacht, nicht als überflüssig geringschätzend abgetan werden. Für diese Lokalbehandlung haben wir nicht nur experimentell-pharmakologische Grundlagen, sondern auch jahrzehntelange Beobachtungen und Erfahrungen am Krankenbette. Und ein therapeutischer Nihilismus ist gerade in der Dermatologie am wenigsten angebracht, genau so wenig wie eine unrationelle Polypragmasie. Die Wirkung der einzelnen Pharmaka zu kennen und ihre Anwendungsform zu beherrschen, macht das Wesen der Therapie der Hautkrankheiten aus, gleichgültig, ob sie uns als idiopathische Dermatosen oder als Veränderungen symptomatischer Art erscheinen mögen.

In der Behandlung der Hautkrankheiten spielt nicht nur die Wahl des Heilmittels eine wesentliche Rolle, sondern auch die Applikationsart; diese ist sogar oft für den Erfolg von entscheidender Bedeutung. Wir können durch das Vehikel die Wirkung des Medikamentes verstärken oder abschwächen. Die meisten Fehler bei der Behandlung der Hautkrankheiten werden nicht so sehr durch die Wahl des betreffenden Medikamentes als durch die Art seiner Anwendungsform gemacht.

Man unterscheidet folgende Anwendungsarten der Medikamente:

1. Umschläge, Bäder, Waschungen usw.
2. Streupulver.
3. Schüttelmixturen, Tinkturen, Firnisse.
4. Pasten.
5. Salben.
6. Pflaster.
7. Seifen.

Wie sind nun die einzelnen Anwendungsformen heranzuziehen? Je akuter eine Dermatose ist, je reizbarer die Hautkrankheit (Dermatitis, Ekzem usw.), um so milder muß sie therapeutisch angegangen werden. Die Reihenfolge, in welcher die Anwendungsarten hier aufgezählt wurden, entspricht ungefähr ihrer Wirkungsstärke. So werden wir bei a k u t e n t z ü n d l i c h e n Dermatosen im Stadium der Rötung und Schwellung diejenigen Arten anwenden, welche dem pathologisch-anatomischen Zustandsbild der Erkrankung entgegenarbeiten. Wir bezwecken Rückbildung der Entzündung durch Veränderung der pathologischen Blutzirkulation. Für dieses Stadium werden wir also diejenigen Verfahren heranziehen, welche als Antiphlogistika bekannt sind: Vor allem Umschläge, auch Puderbehandlung, vielleicht schon Schüttelmixturen. Alle stärkeren Heilverfahren, ganz besonders Salben würden den Entzündungsprozeß nur mehr steigern und den Krankheitsverlauf verschlechtern; auch die Pflaster sind in diesem Stadium kontraindiziert.

Tritt neben der Rötung und Schwellung noch Bläschenbildung und vor allem Nässen auf, so sind nur Umschläge und Waschungen, sowie die Verfahren, welche zur Entfernung des Sekretes verwendet werden, heranzuziehen. Nicht angezeigt sind Puder und Schüttelmixturen, die nur zur Bildung sekundärer Krankheitsprozesse (Krusten, Borken usw.) führen würden. Ebenso sind Salben, Pasten und Pflaster nicht anzuwenden, da diese Medikamente eine Sekretstauung und dadurch einen vermehrten Entzündungsreiz bedingen würden.

Ist die Haut ihrer obersten Decke beraubt, zum Teile nässend, zum Teile mit Krusten und Borken bedeckt, so werden wir auch nur Umschläge verordnen und Salben nur auf kurze Zeit zur Entfernung der sekundären Krankheitsprodukte geben.

Während wir also im Stadium der akuten Entzündung energischere Maßnahmen vermeiden und alle diejenigen Prozeduren fernhalten, welche direkt oder indirekt eine Steigerung der Entzündung oder einen unerwünschten Reiz zur Folge haben können, werden wir bei der chronischen Entzündung, ganz besonders, wenn die Dermatose eines reizbaren Charakters entbehrt, zu den Salben, Pasten und Pflastern greifen. Hier wollen wir die sekundären Krankheitsauflagerungen beseitigen, die Oberhaut erweichen und in die Tiefe wirken, um die chronische Entzündung daselbst zu beeinflussen. Aber auch in diesem Stadium muß man vorsichtig vorgehen, um erst im weiteren Verlaufe eine allmähliche Verstärkung der Behandlung eintreten zu lassen. Wir müssen vor allem immer daran denken, namentlich bei der Behandlung eines Ekzems oder einer Dermatitis, daß der Kranke eine Überempfindlichkeit nicht nur gegen jedes Medikament, sondern auch gegen die Salbengrundlagen als solche haben kann. Es ist daher ratsam, wenn wir ein differentes Heilmittel wählen, erst eine kleine Stelle damit zu behandeln und dann, wenn der Kranke das Heilmittel verträgt, die ganze erkrankte Hautpartie damit in Angriff zu nehmen, wobei wir die Konzentration der Heilmittel nach ihrer pharmakologischen Eigenschaft abstufen und an die Möglichkeit der Resorption differenter Stoffe bei Behandlung größerer Körperflächen denken müssen.

Wie bei jeder anderen Therapie müssen wir auch bei der Behandlung von Dermatosen trachten, kausal vorzugehen und möglichst bald von der symptomatischen zur ätiotropen Behandlung überzugehen. Es ist dies nicht immer leicht. Rasch gelingt dies bei den Epizoonosen der behaarten Kopfhaut. Wenn wir z. B. die Läuse beseitigen, wird das von ihnen verursachte Kopfekzem auch sehr bald schwinden. Cessante causa cessat morbus. Schwieriger ist es schon bei den Pyodermien. Oft würde ein ätiotropes Vorgehen zu stark entzündungssteigernd wirken und die Erreger nur ungenügend vernichten. Noch schwieriger gestaltet sich das ätiotrope Vorgehen bei den bazillären Erkrankungen der Haut. Die Chemotherapie der Tuberkulose ist kaum über die Anfangsstadien hinausgekommen. Bei den oberflächlich sitzenden isolierten tuberkulösen Erkrankungen (Impftuberkulose, Tuberculosis verrucosa cutis) können durch kräftige Schälmittel oft schöne Erfolge erzielt werden. Auch oberflächliche Dermatomykosen können durch spezifisch wirkende, aber auch durch einfache unspezifische Mittel, z. B. Seifenspirituswaschungen bei der Pityriasis versicolor, behandelt werden.

Wie gesagt, wir bedienen uns zur örtlichen Behandlung von Hautkrankheiten Arzneiformen, die durch ihre physikalischen, physikalisch-chemischen oder chemischen Eigenschaften wirken. Durch Hinzufügen eines Medikamentes wird ihr Wirkungsbereich vergrößert. Art und Sitz der Affektion einerseits, Resorptionsfähigkeit der Haut anderseits sind entscheidend für das Heranziehen ein oder der anderen Anwendungsform.

1. Umschläge.

Die Wirkung der Umschläge beruht auf zweierlei Umständen: auf der physikalisch-chemischen Wirkung des Wassers und auf der Wirkung des in ihm gelösten Medikamentes. Wasser ist zunächst ein Lösungsmittel für die der Haut auflagernden fremdartigen Stoffe (Salze und diejenigen komplexen Verbindungen, die man als Schmutz bezeichnet); dann ist es imstande, die Zellen der Oberhaut zur Quellung zu bringen; endlich beeinflußt es die Temperatur und ändert mithin die Zirkulation in den Hautgefäßen. Allein wird es aber kaum zu Umschlägen verwendet.

Zur Bekämpfung der Entzündung wird eine Reihe von Substanzen als Umschlagsmittel herangezogen, deren gemeinsames charakteristisches Merkmal die saure Reaktion ihrer Lösung ist; und in ihrer Azidität dürfte auch ein großer Teil ihrer Wirkung gelegen sein. Es konnte festgestellt werden, daß die gesunde Haut des Menschen überall sauer reagiert, an einer Stelle stärker, an einer anderen schwächer. Dieser „physiologische Säuremantel“ der Haut ist für die Pathologie und Pharmakologie von großer Wichtigkeit, da er einen allgemeinen Abwehrschutz der Haut gegenüber Mikroorganismen darstellt, deren Wachstum im Allgemeinen bei alkalischer Reaktion erfolgt. Andererseits konnte gezeigt werden, daß, sobald die Epidermis auch nur an kleinen Stellen durchtrennt war, an diesen Stellen die Haut alkalisch reagierte. Und gerade diese alkalischen Werte, wie sie bei Hautläsionen gefunden wurden, stellen für die meisten Mikroorganismen das Wachstumsoptimum dar. Saure Lösungen sind somit befähigt, den „Säuremantel der Haut“ aufrecht zu erhalten und die alkalische Reaktion an den vom Hautepithel entblößten Stellen zu neutralisieren. Andererseits können Umschläge mit sauren Lösungen die Sekrete, welche alkalisch reagieren, nicht nur neutralisieren, sondern, da die Haut imstande ist, Säure zu adsorbieren, diese fehlende Säure ersetzen und so eine gebenenfalls auftretende Sekundärinfektion hintanhalten. Daher haben Umschläge mit sauren Lösungen eine viel größere therapeutische Bedeutung als solche mit beispielsweise physiologischer Kochsalzlösung. Die meisten zu Umchlägen verwendeten Lösungsmittel (essigsaure Tonerde, Resorzin, Borsäure) reagieren sauer, während Ichthyol, Natriumbikarbonat u. a. alkalisch sind. Während der Säuregrad des Resorzins und der Borsäure von der Konzentration abhängt, in welcher sie verwendet werden, ist der Säuregrad der essigsauren Tonerde sowohl in konzentrierter als auch in verdünnter Lösung immer annähernd derselbe. Diese Konstanz des Säuregrades hängt von den in der essigsauren Tonerde enthaltenen „Puffersubstanzen“ ab, die das Festhalten an einem bestimmten Säurewert bedingen. Dies ist insofern von Wichtigkeit, als gerade bei entzündlichen Prozessen die „Pufferwirkung“ des Gewebes gestört ist. Die hohen Säurewerte, die man bei akuten Entzündungen, bei Eiterungen (Furunkeln) findet, sind dadurch bedingt. Wenn wir also Umschläge mit essigsaurer Tonerde applizieren, so haben wir außer der antiphlogistischen Wirkung noch den günstigen Einfluß, den diese Lösung dank ihrer Pufferwirkung entfaltet, als unterstützendes Moment zu betrachten. Nun hat die essigsaure Tonerde noch eine andere Eigenschaft: Sie wirkt stark quellungshemmend, so daß sie gerade bei denjenigen Formen von Entzündungen der Haut, die mit einer Quellungsstörung der Gewebe einhergehen, mit Erfolg herangezogen werden kann. Ferner wirkt das essigsaure Aluminium auf die Gefäße konstringierend und daher entzündungshemmend. Alle diese hier erwähnten pharmakologischen Eigenschaften der essigsauren Tonerde lassen es begreiflich erscheinen, daß der Liquor aluminii subacetici oder Burowi, achtfach mit Wasser verdünnt, seit Jahrzehnten bei jeder Entzündung der Haut herangezogen wird und auch seinen Platz behaupten konnte.

Die Wirkung der Aqua plumbi, die auch als Umschlagwasser (5—8fach verdünnt) dient, beruht darauf, daß Bleisalze die Blutgefäße verengern und entzündungshemmend wirken.

Borsäure (2—3%) entfaltet eine schwach desinfizierende Wirkung, Resorzin (1—2%) wirkt als Phenolabkömmling schon stärker keimtötend.

Umschläge mit Basen (Kalkwasser usw.) wirken infolge ihrer

Reaktion durch Bindung der sauren Valenzen; andererseits sind sie ein Lösungsmittel für das Muzin und wirken dadurch reinigend.

Für die Dermatotherapie gelangt der sogenannte Dunstverband zur Anwendung: ein feuchter Umschlag mit impermeablem Abschluß. Der Abschluß muß vollkommen sein, weil sonst die gegenteilige Wirkung (Prießnitzscher Umschlag) eintritt. Um einen vollständigen Luftabschluß zu erzielen, kann man die Verbandränder mit Vaselin leicht einfetten. Gewöhnliche feuchte Umschläge ohne impermeablen Abschluß wirken kühlend und auf diese Weise entzündungshemmend. Dagegen sind Entzündungsprozesse der Haut und tieferliegende Infiltrate (akutes Ekzem mit nässenden Effloreszenzen, Rhagaden, Furunkel, Phlegmone, Sycosis u. ä.) das Anwendungsgebiet des Dunstumschlages.

Zur Behandlung entzündlicher Infiltrate werden die Spiritusverbände nach Salzwedel empfohlen: Dunstverbände mit 95%igem Alkohol, bei denen aber der impermeable Billrothbattist durchlöchert ist, um eine allmähliche Verdunstung der Verbandsflüssigkeit zu ermöglichen. Eine Verwendung schwachspirituöser, ein Medikament enthaltender Verbände mit kurzdauernder Hitzeapplikation empfiehlt Schäffer, und zwar Resorcin 4,00, Spirit. vin. 30—60% ad 200,0. Recht gut bewährt sich die Kombination der Burowschen Lösung mit Alkoholzusatz: Liquor Burowi Spirit. vin. aa 50,0; 5—8fach verdünnt zu Umschlägen.

2. Puderbehandlung.

Zu den mildesten therapeutischen Maßnahmen bei entzündlichen Erkrankungen der Haut gehört die Puderbehandlung. Bei der Puderbehandlung kommt es darauf an, durch Aufstreuen von Puder auf die Haut eine Vergrößerung der Oberfläche zu erzielen, wodurch eine Abkühlung erfolgt und entzündlichen Prozessen entgegengearbeitet wird. Die austrocknende und kühlende Fähigkeit der Puder ist eine Funktion ihrer Oberfläche. Je kleiner das Korn ist, um so größer ist die adsorbierte Wassermenge, die zum Teile als Quellungswasser aufgenommen wird, zum Teile verdunstet. Die Verdunstung geschieht um so rascher, je größer die Oberfläche ist. Durch Kapillarwirkung werden der Hornschicht Fetteilchen entzogen. Das nachrückende Hautsekret findet nur geringen Widerstand und strömt deshalb schneller, wodurch eine Steigerung der normalen Wasserverdunstung erfolgt. Dadurch tritt eine Abkühlung der Haut ein, deren Folge eine Verengerung der Gefäße ist. Die Größe der Adsorption hängt von der chemischen Konstitution der adsorbierenden Substanzen, das ist des Puders, ab.

Dem Talcum venetum wird ein besonderes Bindungsvermögen für Öle und Fette zugeschrieben, während die Stärke durch starke Ausbildung von inneren Oberflächen ein großes kapillares Aufsaugungsvermögen besitzt. Es muß aber betont werden, daß insbesondere nicht gekeimte Stärke sehr leicht quillt, auf der Haut leicht zusammenbackt und sich unter dem Einflusse der Sekrete leicht zersetzt. Aus diesem Grunde ist es zweckmäßiger, mineralische Substanzen als Puder zu verwenden.

Ferner muß darauf geachtet werden, daß der zur Adsorption bestimmte Stoff nicht vorher schon adsorptiv gesättigt ist, da sonst keine oder nur eine verzögerte Wirkung eintritt. So können fetthaltige Puder kein Fett mehr von der Haut adsorbieren.

Von den pflanzlichen Drogen finden Verwendung: Die Reisstärke (Amylum oryzae), die Weizenstärke (Amylum tritici), die Kartoffelstärke (Amylum solani), der gepulverte Wurzelstock einiger Irisarten (Radix iridis) und das Lycopodium, das aus den Sporen von Lycopodium elevatum (Bärlapp) besteht.

Von den mineralischen Pudern werden hauptsächlich therapeutisch herangezogen: Das Talcum venetum, ein Magnesiumhydrosilikat, weißer und roter Ton (Bolus alba et rubra), ein natürliches Aluminiumsilikat, Kreide (Creta alba), kohlensaurer Kalk, die Magnesia carbonica, ferner Terra silicea, Kieselgur, Infusorienerde, die in ausgeglühtem Zustande beinahe ausschließlich Kieselsäureanhydrid enthält. Stark eintrocknend wirkt Zinkoxyd (Zincum oxydatum).

Die größte Aufnahmsfähigkeit für Flüssigkeiten besitzt die kohlensaure Magnesia und die Kieselgur, während Talcum venetum Fette adsorbiert.

Von den allgemeinen Eigenschaften der Puder wäre zu erwähnen, daß sie gegen die chemische Einwirkung der Hautsekrete widerstandsfähig sein sollen. Einerseits müssen sie auf der Haut gut haften und sich anderseits leicht von ihr entfernen lassen. Bei fettarmer Haut dürfen nicht Puder Verwendung finden, die ein starkes Adsorptionsvermögen für Fett besitzen, was sich vermeiden läßt, wenn man dem Puder einige Prozente

Fett (Lanolin, Cetaceum) zusetzt. Solche „Fettpuder“ dürfen wieder nicht bei fettreicher Haut Verwendung finden.

Puder dienen außer als Antiphlogistica noch dazu, um akut entzündliche Hautstellen, die so empfindlich sind, daß sie keinen Verband vertragen und bei denen auch schon die mildeste Salbe Reizwirkung auslöst, zu schützen und das Reiben von Kleidern und Wäsche zu verhindern.

Andererseits haben Puder den Nachteil, daß, wenn der Entzündungsprozeß erst im Ansteigen ist, wenn es also zur Bläschenbildung oder zum Nässen kommt, eine Sekretstauung eintritt, wodurch sekundäre Krankheitsprodukte entstehen können.

Trockene oder mit Schuppen fest bedeckte Stellen und namentlich nässende oder gar eitrige Hautpartien dürfen nicht eingestaubt werden.

Wir verwenden entweder indifferente Puder oder Puder mit medikamentösen Zusätzen. Z. B.: Zinc. oxydat., Talc. venet. aa. Oder Acid. boric. 1.0, Zinci oxydat. 3.0, Talc. venet. ad 30.0. Durch Reizung der Kältenerven wirkt Mentholpuder kühlend und juckstillend: Mentholi 0.30, Zinc oxydat. 3.0, Talc. venet. ad 30.0.

Um ein Fettpuder herzustellen, fügt man der Pudermasse Fett hinzu: Acid. boric. 1.0, Lanolini 0.5, Zinc. oxydat., Magnes. carbon. aa 3.0, Talc. venet. ad 30.0

Zur Herstellung hautfarbener Puder fügt man Substanzen bei, welche dem gewünschten Farbenton entsprechen: Bolus rubra, Carmin, Eosin und ähnl. Der Unnasche Pulvis cuticolor hat folgende Zusammensetzung: Bol. rubr. 0.5, Bol. alb. 2.5, Magn. carbon. 4.0, Zinc. oxydat. 5.0, Amyl. oryzae 8.0.

Talcum venetum wird festhaftender, wenn ihm etwas Natrium bicarbonicum zugesetzt wird: Natr. bicarbon. 1.0, Talc. venet. ad 30.0.

Zum Parfümieren der Puder kann man ätherische Öle (ein Tropfen auf 20 Gramm Puder) zusetzen (Reizung!) oder der Pudermasse Veilchenwurzel (10—20%) beifügen.

Die Wahl des einzelnen Puders ist von dem Zwecke abhängig, welchen er zu erfüllen hat. Ist Feuchtigkeit aufzusaugen, wie dies z. B. bei den Rasierpudern der Fall ist, so sind Stärkepuder oder Magnesiumkarbonat oder Kieselgur am Platze: Magnes. carbon. 3.00, Terr. siliceae 1.0, Amyl. oryzae ad 30.0. Ist die Haut normal fettversorgt, so mischt man mineralische und pflanzliche Puder: Zinc. oxyd. 3.0, Magn. carbon. 10.0, Amyl.

oryzae, Talc. venet. aa. ad 30.0. Bei fettreicher Haut läßt man die mineralischen Bestandteile überwiegen: Amyl. oryz. 5.0, Zinc. oxydat. 3.0, Magn. carbon. 10.0, Talc. venet. ad 30.0. Bei fettarmer Haut fügt man der Pudermasse ungefähr 1% eines Fettes hinzu, welches nicht ranzig wird: Lanolin, Kakaobutter, Carnaubawachs, Cetaceum u. ä.

Bei der kosmetischen Anwendung von Pudern muß daran gedacht werden, daß die Puder eine feuchtigkeits- und fettaufsaugende Eigenschaft haben und daher dort Schaden stiften können, wo die Haut an und für sich sehr trocken und sehr fettarm ist. Durch allzu häufiges Pudern kann aber auch eine gesunde Haut nach dieser Richtung hin erkranken. Wenn aus kosmetischen Gründen eine langdauernde Puderanwendung vorgenommen wird, ist es zweckmäßig, die Haut vorher mit einer fettwasserhältigen Salbe (Coldcream) leicht einzufetten und dann erst den Puder aufzutragen.

Einen eigenartigen Typus stellen die sogenannten Gleitpuder dar, die im Gegensatze zu der Klumpenbildung anderer Puder eine dünne, gleichmäßig gut haftende Decke auf der Haut bilden. Das Beispiel eines Gleitpuders ist das Lycopodium. Es hat die eigentümliche Eigenschaft, bei irgendeinem Anstoß von selbst weiter zu rollen, eine Eigenschaft, die auf den Fettgehalt und auf das Oberflächenrelief der Bärlappensamen zurückzuführen ist. Da aber Lycopodium nur in beschränktem Maße vorhanden ist, daher oft verfälscht wird und dann die Haut gelegentlich reizt, wurde es durch einen künstlichen Gleitpuder (Pulvis fluens) ersetzt: Cerae carnaubae, Magnes. carbon. aa 0.10, Amyl. solani 9.80. Pincus-Unna geben folgende Vorschrift für einen hautfarbenen Gleitpuder: Amyl. solani 98.0, Zinci oxyd. 10.0, Cerae carnaubae 1.0. Adde solut. Ichthyoli 1% et solut. Eosini 1% aa 5.0.

3. Schüttelmixturen.

Als Schüttelmixturen (Trockenpinselung, Suspensionen, „flüssigen Puder“) bezeichnet man Aufschwemmungen von pulverförmigen Substanzen, die im Suspensionsmittel unlöslich sind. Nach Verdunstung der Flüssigkeit bleiben die pulverförmigen Bestandteile als eine mehr oder minder feine, gleichmäßige Deckschicht zurück, so daß eigentlich eine etwas modifizierte Puderwirkung stattfindet. Wir verwenden Schüttelmixturen, wenn wir der Puderdecke eine längere Dauer verleihen und die entzündungsmildernden Eigenschaften der Puder besser ausnützen wollen; sie ersparen Verbände, haften besser und nehmen Medikamente sowohl in fester als auch in flüssiger Form leichter auf. Im allgemeinen werden gleiche Mengen fester und flüssiger Bestandteile aufgeschrieben: Zinc. oxyd., Talc. venet., Glycerin., Aqu. destill. aa partes aequales. Doch kann man die Konsistenz der Trockenpinselung dadurch variieren, daß man einmal mehr feste Körper, das anderemal mehr Flüssigkeit zusetzt. Als Aufschwemmungsmittel kommen meistens in Verwendung: Alkohol, Wasser, Glyzerin, Gummi arabicum, Öl. Wichtig ist, daß die in der Ruhe sich zu Boden senkenden pulverförmigen Bestandteile durch kräftiges Umschütteln vor dem Gebrauche gleichmäßig verteilt werden. Schüttelmixturen werden in einem weithalsigen Gefäß verschrieben (ad vitrum amplum), nach Umschütteln mittels Wattebausches oder Pinsels aufgetragen und nötigenfalls, wenn sie zu flüssig sind, mit Talcum überpudert oder, um die Geschmeidigkeit zu erhöhen, mit Glyzerin überpinselt. Die Entfernung der Puderschicht erfolgt mit warmem Wasser oder mit Unguentum leniens oder mit Öl.

Die Trockenpinselungen können nur indifferente Körper enthalten oder sie können als Arzneimittelträger für unlösliche oder im Suspensionsmittel lösliche Substanzen herangezogen werden. So gibt Herxheimer für die Aknebehandlung folgende Schwefelschüttelmischung an: Flor. sulf., Glycerin., Aqu. amygdal. aa 10.0, Aqu. calcis ad 50.0. Veiel empfiehlt für diese Erkrankung: Lactis sulfuris, Spirit. vin., Aqu. destill. aa 15.0, Mucilaginis gummi arabici 5.0.

Im allgemeinen werden wir bei der Verschreibung die Neissersche Schüttelmixtur als Grundlage wählen (Zinc. oxydat., Talc. venet., Glycerin., Aqu. destill. aa 25.0) und von den flüssigen Bestandteilen dieser Standard-Verschreibung so viel abziehen, als wir andere Flüssigkeit zusetzen (z. B. eine milde Teerschüttelmixtur: Liqu. carbonis deterg. 10.0, Zinc. oxyd., Talc. venet. aa 25.0, Glycerin., Aqu. dest. aa 20.0), und von den festen Zusätzen so viel weglassen, als wir feste Körper zusetzen (z. B. Sulfur. praecip. 10.0, Zinc. oxyd., Talc. venet. aa 20.0, Glycerin., Aqu. destill. aa 25.00).

Fügt man der Trockenpinselung Alkohol hinzu, so erfolgt die Eintrocknung rascher und die Kühlwirkung ist größer. Eine gut kühlende und juckstillende Wirkung hat folgende Schüttelmixtur: Mentholi 1.0, Zinc. oxyd., Talc. venet. aa 19.50, Tumenolammonii 5.0, Glycerin., Spirit. camphorat., Aqu. destill. aa ad 100.0.

In die Gruppe der Schüttelmixturen gehört das Zinköl und das bei der Aknetherapie vielfach gebrauchte Kummerfeldsche Waschwasser. Das Zinköl (Zinc. oxyd. 60.0, Ol. olivar. 40.0) ist ein mildes, reizloses Medikament, das auch bei irritativen Dermatosen oft gut vertragen wird; das Kummerfeldsche Waschwasser hat folgende Zusammensetzung: Sulf. praecip. 1.0, Spirit. camphorat., Spirit. lavand. aa 2.0, Spir. colon. 4.0, Aqu. destill. 60.0. — Stärker wirkt folgende Verschreibungsform: Sulf. praecip. 6.0, Camphor. 0.5, Mucilag. gummi arab. 3.0, Aqu. calcis, Aqu. rosar. aa 100.0. — Nach den Formulae magistrales Berolinenses 1918 (F. M. B.) besteht das Kummerfeldsche Wasser aus: Camphor. trit., Gummi arab. aa 6.0, Sulf. praecip. 20.0, Aqu. calcis ad 200.0.

Die Schüttelmixturen sind im Gebrauche milder und angenehmer als Salben, da sie einen trockenen, nicht fettenden Überzug bilden und sich leicht durch heiße Waschungen entfernen lassen. Im allgemeinen sind sie den Salben vorzuziehen und ganz besonders dann indiziert, wenn eine Überempfindlichkeit der Haut gegen Fette und Salben besteht. An stark behaarten Stellen sollen sie aber gemieden werden, da sie die Haare verfilzen und sich dann schwer entfernen lassen. Es muß jedoch hervorgehoben werden, daß sie keine Tiefenwirkung entfalten, daß sie also bei tieferen infiltrierten chronischen Dermatosen nicht verwendet werden sollen. Wegen der Bildung einer Deckschicht können sie bei oberflächlichen Erosionen und bei nicht stark nässenden Dermatosen herangezogen werden.

In letzter Zeit gab Strauß folgende drei Vorschläge für „Trockensalben“ an: Paraffini liquidi 4.0, Glycerin. 8.0, Amyl., Zinc. oxyd., Aqu. destill. aa ad 100.0. — Traganth. 3.0, Zinc. oxyd. 10,0, Eucerin. anhydr., Aqu. destill. aa ad 100.0. — Amyl. 10.0,, Zinc. oxyd. 5.0, Cer. alb. 0.6, Eucerin anhydr. 4.0, Aqu. destill. ad 100.0. — Bei allen drei Mischungen kann das Wasser durch 2—3% Borsäurelösung, essigsaure Tonerde oder Spiritus ersetzt werden. Zur Haltbarmachung kann Hg oxycyanat. (0.003) zugesetzt werden, zur Erzielung einer Hautfarbe Sol. Eosin 1%, Sol. Ichthyoli 1% aa 1.5 auf 100.0 Salbe.

Als Firnisse werden Flüssigkeiten bezeichnet, welche in dünner Schicht aufgetragen nur leicht einwirken und eine Decke bilden. Die Firnisse üben dadurch, daß bei der Eintrocknung eine Schrumpfung des aufgetragenen Präparates eintritt, eine komprimierende Wirkung aus. Wir unterscheiden wasserlösliche und wasserunlösliche Firnisse.

Die wasserlöslichen Firnisse bilden eine mit Wasser leicht entfernbare feste Decke. Wegen ihrer Wasserlöslichkeit hindern sie nicht den Sekretionsstrom, doch reizen sie unter Umständen durch die zu ihrer Verflüssigung notwendige Temperatur (40°) leicht die Haut. Das Linimentum exsiccans Pick besteht aus: Traganth 50.0, Glycerin. 20.0, Aqu. destill. 100.0. — Das Unnasche Gelantum enthält Gelatine, Traganth und Wasser. In der französischen Dermatologie wird sehr gerne das Glycérolé d'amidon verwendet, das aus Amyl. tritici 10.0, Aqu. destill. 10,0, Glyzerin 30° 130.0 besteht; die drei Ingredienzien werden gemischt und unter beständigem Umrühren so lange erhitzt, bis die Masse gelatinös wird. Das Präparat entspricht unserem Ung. glycerini, doch ist es nicht fähig, eine trockene Decke zu bilden. Das Unnasche Ung. Caseini, das aus Alkalikaseinat, Glyzerin, Wasser und Vaselin besteht, bildet auf der Haut verrieben eine elastische trockene Decke; es ist ein gutes Vehikel für Teer und Tumenol und für alle Substanzen, welche Kasein nicht fällen. Säuren, Salze und Kalksalze dürfen dem Ung. caseini nicht zugefügt werden; Zink und Schwefel lassen sich unter Zugabe von ebensoviel Vaselin gut mit Ung. caseini verreiben. — Das Boecksche Bleiliniment (Talc. venet., Amyl. aa 100.0, Glycerin. 40.0, Aqu. plumbi 200.0) ist gleichfalls ein wasserlöslicher, stark austrocknender Firnis, der bei der Anwendung umgerührt und mit der doppelten Menge Wassers versetzt werden soll, damit die Masse dünnflüssig wird; es wird mit Watte aufgestrichen, verträgt Zusatz von Ichthyol, Teer, Tumenol und Resorzin und hat neben seiner austrocknenden eine stark adstringierende Wirkung.

Die wasserunlöslichen Firnisse geben einen Überzug, der mit Benzin, Äther oder Alkohol entfernt werden kann: Benzoetinktur ist eine Auflösung von Benzoeharz in Alkohol, Traumaticin ist eine Lösung von Guttapercha in Chloroform, Collodium ist Schießbaumwolle in Äther gelöst (mit 3% Rizinusölzusatz als Collodium elasticum offizinell), Mastisol ist eine Lösung von Mastixharz in Benzol. Folgender ganz dünner Firnis hat sich mir oft bewährt: Acid. boric., Tinct. benzoes aa 1.5, Glycerini 10.0, Aqu. destillat. ad 100.0.

L e i m e sind Arzneimittelträger, welche eine schnell erhärtende komprimierende Decke bilden und zur Aufnahme von Medikamenten (Tumenol, Thigenol, Ichthyol u. a.) befähigt sind.

Der Unnasche Zinkleim hat folgende Zusammensetzung: Zinc. oxyd. 20.0, Gelatin., Glycerin., Aqu. aa ad 200.0. — Der weichere Zinkleim besteht aus Gelatin. alba, Zinc. oxyd. aa 30.0, Glycerin. 50.0, Aqu. ad 200.0. — Clasen verwendet einen Zinkleim, der einen stärkeren Glyzerin- und Gelatingehalt hat und dem eine größere Zähigkeit und Klebkraft eigen ist: Zinc. oxyd. 20.0, Gelatin. 40.0, Aqu. destill. 60.0, Glycerin. 80.0. Die Zinkleime (Gelatinae zinci) sind auch käuflich fertig zu beziehen. Ihre Hauptanwendungsgebiet ist die Behandlung des Ulcus cruris und des varikösen Symptomenkomplexes. Dem Zinkleime kann Ichthyol oder Schwefel zugesetzt werden.

4. Salben.

Salben sind weiche, leicht aufstreichbare Medikamente oder Arzneimittelträger, die aus einem oder mehreren Fetten bestehen. In letzter Zeit wurden Versuche unternommen, die Salbentherapie, die in ihrer heutigen Gestalt das Ergebnis reiner Empirie darstellt, auf wissenschaftliche Grundlage zu stellen und verwertbare Kenntnisse über die Wechselwirkung zwischen Haut und Salbengrundlage zu erlangen. (Bernhardt und Strauch, Moncorps.)

Es sei zunächst hervorgehoben, daß die Salben infolge ihres Fettgehaltes einfettend wirken, die Hornschicht durchdringen und sie erweichen; sie können das fehlende Fett der Hautoberfläche ersetzen. Nun enthält die Hautoberfläche nicht nur Fett sondern auch Wasser, u. zw. in einer Bindung, die man als Emulsion (Mischung von zwei Flüssigkeiten, die ineinander nicht löslich sind) bezeichnet. Bei der Mischung von Wasser und öligen Flüssigkeiten sind zwei Grenzfälle ihrer Verteilung möglich: Entweder kann die wässerige Lösung das Dispersionsmittel sein und das Öl bildet die disperse Phase (Fettemulgierung in Wasser) oder umgekehrt das Öl ist das Dispersionsmittel und die wässerige Flüssigkeit bildet dann die disperse Phase (Wasseremulgierung in Fett). Bei der Fettemulgierung in Wasser besitzt dieses Emulsionssystem die Eigenschaften einer wässerigen Flüssigkeit: Es kann verdunsten. Beim zweiten Typus, der Wasseremulgierung in Fett, ist hingegen die Verdunstbarkeit stark herabgesetzt oder ganz aufgehoben. Auf der menschlichen Haut kommen beide Emulsionsarten vor.

Das Fett der Hautoberfläche spielt als Regulator des Oberflächenwasserhaushaltes eine große Rolle, dem nicht nur rein örtliche Bedeutung zukommt, sondern das die Aufgabe zu erfüllen hat, den Körper vor langsamer Eintrocknung zu schützen. In Krankheitszuständen, bei Störungen des Fettgehaltes der Haut, haben wir einerseits auf den Fettmangel (Hyposteatose) und auf den Fettreichtum (Hypersteatose, Seborrhoe), andererseits auf Störungen der Fettwassermischung, auf die Entemulgisierung, Rücksicht zu nehmen. Und hier spielt die Wahl der entsprechenden Salbe eine wichtige Rolle.

Die allgemeinen Eigenschaften der Salben und Salbengrundlagen sind folgende: Die Salben müssen an und für sich für die Haut möglichst indifferent, reiz-, farb-, geruchlos und haltbar sein. Zur Verhütung einer Zersetzung der Fette kann man der Salbe Substanzen zufügen, die diesen Vorgang verzögern oder verhindern. Deshalb benützte man früher wohlriechende Zusätze wie Myrrha, nicht nur als Geruchskorrigentia, sondern auch um das Ranzigwerden zu verhindern. Beispielsweise enthält die Wilsonsche Zinksalbe (Ung. Zinci oxydat.) Benzoetinktur. Dann muß das Salbenvehikel verschiedene Medikamente in fester oder gelöster Form gleichmäßig in sich aufnehmen können, ohne seine Wirksamkeit zu beeinträchtigen. Ferner muß die Salbengrundlage jeden Grad von Konsistenz annehmen können. Endlich muß die Fettbasis eine gewisse Flüssigkeitskapazität besitzen.

Während die allgemeinen Eigenschaften der Salben (Reizlosigkeit, Geschmeidigkeit, Haltbarkeit) von der Wahl des Fettes abhängen, ist die Aufnahmsfähigkeit der Salbengrundlagen für Wasser durch die Emulgierbarkeit bedingt. Da die Aufnahmsfähigkeit des Fettes für Wasser sehr gering ist, so ist eine Salbe, die einen höheren Wassergehalt hat, als eine Wasser-Öl-Emulsion aufzufassen, wobei als Emulgatoren (das sind diejenigen Substanzen, welche die labile Öl-Wasser- oder Wasser-Öl-Vermengung zu stabilisieren imstande sind) Eiweißstoffe, Lezithine, Sterine u. ä. dienen. Butter und Schweineschmalz bilden eine Öl-Wasser-Emulsion, bei welchen Eiweißstoffe, Lezithine und ähnliche Substanzen als Emulgatoren wirken, während Adeps lanae (Lanolin) eine Wasser-Öl-Emulsion ist, bei der das Cholesterin als Emulgator fungiert. Durch diese Auffassung können wir uns die sonst rätselhafte Erscheinung der Hydrophilie oder Wasserbindung einzelner Salbengrundlagen erklären, warum ein Fett bei Zusatz von Cholesterin bis zu 400% Wasser aufnehmen kann (Eucerinum anhydricum). Die Bindung als Wasser-Öl-Emulsion ist wichtig, weil die Salbe dadurch befähigt wird, Wasser nach außen abzugeben (Kühlsalbe) und die im Wasser gelösten Substanzen der Haut zuzuführen.

Nunmehr mögen kurz die wichtigsten Körper besprochen werden, die als Salbengrundlagen fungieren.

Von den tierischen Fetten wird der Hammeltalg (Sebum ovile) wegen seiner leichten Zersetzlichkeit nur selten als Salbenmasse verwendet. In der Volksmedizin wird er aber von Touristen und Sportlern zum Schutze der Füße als Salizylhammeltalg vielfach benützt. Schweinefett (Axungia porci) zeichnet sich durch überaus hohe Geschmeidigkeit aus, kann aber leicht ranzig werden; diesem Übelstande sucht man durch einen Zusatz von Benzoeharz entgegenzutreten (Axungia benzoinata). Bienenwachs (Cera alba et flava) und das Walratfett (Spermacetum, Cetaceum) werden allein als Salbengrundlagen nicht verwendet, nur in Verbindung mit anderen Fetten. Das Lanolin (Adeps lanae) wird aus dem Wollschweiß der Schafe gewonnen; es besteht aus Fettsäureestern des Cholesterins und Isocholesterins und zeichnet sich durch eine große Flüssigkeitsaufnahmefähigkeit aus.

Von pflanzlichen Fetten wird allein oder mit festen Fetten gemischt verwendet das Olivenöl (Ol. olivarum), das Mandelöl (Ol. amygdalarum dulc.), das Sesamöl (Ol. sesami), das Leinöl (Ol. lini) u. a. Die Kakaobutter (Ol. cacao) ist bei gewöhnlicher Temperatur fest, schmilzt aber bei Körperwärme.

Die Stoffe der Gruppe der Paraffine gehören zu den fettähnlichen Substanzen; chemisch sind sie gesättigte Kohlenwasserstoffe, die nicht ranzig werden, sich nicht verseifen lassen und geringe Affinität (parum affinis, daher ihr Name) chemischen Eingriffen gegenüber besitzen. Zu den Paraffinen gehört das Vaselin, ein Weichparaffin von butterartiger Konsistenz.

Glyzerin ist ein dreiwertiger Alkohol, der in Wasser leicht löslich, in Alkohol leicht, aber in Äther, Chloroform und fetten Ölen nicht mischbar ist.

Von den indifferenten offizinellen Salbengrundlagen der Arzneibücher seien erwähnt das Unguentum simplex, das aus 80% Schweinefett und 20% weißem Wachs besteht, das Unguentum leniens (Ung. emolliens, Coldcream), das aus Cera alba, Cetaceum, Ol. amygdal. und Aq. rosarum zusammengesetzt ist, das Ung. molle (Lanolin + Vaselin), das Ung. neutrale (Adeps Lanae + Cera + Vaselinöl), das Ung. Paraffini (4 Teile Paraffin. solid. + 5 Teile Paraffin. liquid. + 1 Teil Wollfett) und das Ung. glycerini.

Als Kühlsalben (Ung. refrigerantia) bezeichnet man jene Salben, die einen bestimmten Gehalt Wasser haben und welche durch beständige Verdunstung des Wassers Kühlung an der Haut bewirken; sie haben sich aus der alten Vorschrift des Ceratum Galeni entwickelt, welches die Römer aus Wachs, Mandelöl und Rosenwasser bereiteten. Ein Beispiel einer Kühlsalbe ist das Unguentum leniens der Arzneibücher (Cold cream). (Statt sinngemäß „Cold cream" mit „kalter Rahm" — Milchrahm als natürliches Vorbild einer Kühlsalbe — oder mit „kühlendem Rahm" zu übersetzen, ist der volkstümliche Name dieser Salbe „Goldcreme".)

Einleitend wurde darauf hingewiesen, daß Mischungen von Fett und Wasser als Emulsionen zu bezeichnen sind und daß das Wasseraufnahmevermögen (Hydrophilie) gewisser Salbengrundlagen nicht nur wegen der Herstellung von Kühlsalben, sondern auch wegen der den Salben inkorporierten wässerigen Medikamentenlösungen von Wichtigkeit ist. Vor allem fiel es Unna auf, daß von zwei den gleichen Fett- und Wassergehalt aufweisenden Salben: erstens Lanolin 30.0, Aqu. 45.0 und zweitens Lanolin 10.0, Axungia porci 20.0, Aqu. 45.0 nur die zweite zu kühlen vermöge, so daß angenommen werden mußte, daß es zur Auslösung einer Kühlwirkung auf der Haut nicht auf die absolute Wassermenge ankomme, sondern darauf, wie viel Wasser die Salbe zu Verdunstungszwecken abzugeben imstande ist.

Das Wasserbindungsvermögen von Salben ist demnach ein physikalisch-chemischer Emulgationsprozeß und ergibt zwei Grenzfälle: Die „Wasser in Öl"-Emulsion oder die „Öl in Wasser"-Emulsion. Der Emulsionstypus wird nach den Untersuchungen von Moncorps hauptsächlich durch den Emulgator, dann durch die Herstellungsweise und schließlich durch das Mengenverhältnis Wasser zu Fett bestimmt. Die Stabilität einer Emulsion wird durch die sogenannten Emulgatoren bewerkstelligt. Nun gibt es auch Substanzen, die gegensinnig und störend wirken, wodurch es dann zur Entmischung kommt. So findet eine solche Entmischung beim Ung. caseini nach Zusatz saurer Medikamente statt.

Bei Untersuchung verschiedener Wassersalben fand Moncorps, daß der Typus der „Wasser in Öl"-Emulsion viel häufiger vorkomme als der „Öl in Wasser"-Typus. Doch sind Kühlsalben im engeren Sinne nur die „Öl in Wasser"-Emulsionssalben, und von den in Form einer „Wasser in Öl"-Emulsion vorliegenden nur jene, die entweder an sich instabile Emulsionen darstellen oder durch Zusatz entsprechender emulgatorisch gegensinnig wirkender Medikamente in ihrer Stabilität leiden und auf der Haut in die gegenteilige Phase umschlagen.

Wir haben demnach zwei Typen von wasserhältigen Salben zu unterscheiden: Salben vom Typus der „Wasser in Öl"-Emulsion; solche sind nach den Untersuchungen von Moncorps: Adeps lanae hydrosum, Lanolinum cum aqua, Eucerinum cum aqua, Ung. molle, Ung. leniens, Pasta zinci mollis und Ung. neutrale. Dem gegenteiligen Typus der „Öl in Wasser"-Emulsion gehören an das Ung. caseini, die Pasta cerata und das jüngst von Bruck empfohlene Milkuderm.

Da die Bedingungen für eine Wasserverdunstung in einer „Wasser in Öl"-Emulsion schlechter sind als in einer „Öl in Wasser"-Emulsion, so tritt eine Kühlwirkung auf Grund der durch die Wasserverdunstung gebundenen Wärme im allgemeinen nur bei den Salben vom Typus der „Öl in Wasser"-Emulsion ein. Doch erfolgt in praxi der Kühleffekt auch bei den Salben vom „Wasser in Öl"-Emulsionstypus, weil die Stabilität der Salben beim Aufstreichen auf die Haut unter dem Einflusse der Hautwärme leidet, ferner weil die Oberflächenazidität der Haut eine Rolle spielt und die in der Haut vorhandenen, den Emulgatoren gegenüber antagonistisch wirkenden Substanzen entmischend wirken. Die Wirkung, der in Form von „Wasser in Öl"-Emulsion vorliegenden Salben, kann je nach der Stabilität der Emulsion und der Applikationsweise eine doppelte sein: Bei konstanter stabiler Emulsion ist beim Auftragen dieser Schicht und bei genügend langer Einwirkungsdauer die Wirkung mit der eines impermeablen feuchten Verbandes zu vergleichen. Bei labilen „Wasser in Öl"-Emulsionsformen dagegen ist unter gleichen Bedingungen die Wirkung der einer „Öl in Wasser"-Emulsion gleichzusetzen und mit einem feuchten permeablen Verbande zu vergleichen (Moncorps).

Die Kenntnisse der physikalisch-chemischen Eigenschaften einer Salbe sind nicht nur für ihren Heileffekt von Wichtigkeit, sondern auch wegen der Frage nach der Resorption salbeninkorporierter Medikamente bedeutungsvoll. Die wichtigen Untersuchungen von Moncorps zeigten zunächst, daß die bisherige Auffassung, Medikamente in Emulsionsform hätten eine größere Tiefenwirkung als in physikalisch homogenen Salben, nicht richtig ist.

Während beispielsweise bei den Salben, die Salizylsäure inkorporiert enthielten, die Emulsionsform der homogenen Salbe überlegen war, ergaben Salben, die Schwefel enthielten, gerade das Gegenteil. Der pharmakodynamische Effekt ist nicht nur von der Natur der Salbengrundlage sondern auch von der Applikationsweise abhängig. So kann die Wirkung der Salizylsäure dadurch wesentlich verstärkt werden, daß durch die Abdeckung die Perspiratio insensibilis gehemmt wird. Es ist dies erklärlich, wenn man weiß, daß der Angriffspunkt der Salizylsäure nicht die Keratinsubstanz selbst, sondern die Hornalbumosen sind. Die Vorbedingung jeder Salizylsäurewirkung ist eine Auflockerung der Epidermis. Veranlassen wir nun durch verschiedene Applikationsarten eine Durchfeuchtung und Quellung der Hornalbumosen, so erfolgt eine intensive Wirkung der Salizylsäure. Daher übt die Salizylsäure in „Wasser in Öl"-Salben eine stärkere keratolytische Wirkung aus, da das Wasser nicht sofort abdunsten kann, sondern als disperse Phase durch die umhüllende zähe Fettphase festgehalten wird. Das Stratum corneum wird sowohl durch die herabgeminderte Perspiratio insensibilis als auch durch das in der Wirkung einem impermeablen feuchten Umschlage vergleichbare Emulsionswasser zur Quellung gebracht und bietet somit der Salizylsäure bessere Resorptionsverhältnisse. Wesentlich ist dabei nicht die Verwendung des Wassers sondern seine geringe Abdunstungsmöglichkeit. Für die Praxis ergibt sich demnach bezüglich der Salizylsäure die Notwendigkeit, diese Substanz in einer „Wasser in Öl"-Emulsionssalbe zu verordnen, wenn wir eine stark keratolytische Wirkung erzielen wollen, also als Salbengrundlage Lanolin cum aqua oder Eucerin zu wählen. Dies erklärt uns, warum ein Salizylseifenpflaster eine so starke keratolytische Wirkung entfaltet. Andererseits werden wir, wenn wir nur eine milde Schälwirkung beabsichtigen, eine „Öl in Wasser"-Emulsionssalbe als Grundlage wählen.

Dagegen erfolgt die Resorption des salbeninkorporierten elementaren Schwefels durch die Haut aus den Salbengrundlagen, in steigender Reihenfolge: Pasta zinci, Eucerin, Lanolin, Vaselin, Adeps suillus benzoatus. Die Staffelung ist also für den Schwefel eine ganz andere wie für die Salizylsäure und erklärt sich aus seiner pharmakologischen Wirkung.

Wir haben also drei Hauptarten von Salbengrundlagen zu unterscheiden:

1. homogene Fettsalben,
2. Wassersalben und
3. Kühlsalben. — Diese drei Salbentypen entfalten an sich schon eine gewisse Wirkung und sind imstande, die Dynamik der ihnen inkorporierten Arzneimittel zu fördern oder zu hemmen. Als ein wesentliches Unterscheidungsmerkmal wurde früher vielfach ihre sogenannte Tiefenwirkung angenommen; doch läßt sich gerade diese Tiefenwirkung durch die Technik der Anwendung variieren und modifizieren, je nachdem wir sie einreiben oder auftragen lassen oder ob wir sie mittels permeabler oder impermeabler Verbände applizieren.

Den Salbengrundlagen können wir differente oder indifferente Mittel zuführen. Wasserlösliche Substanzen werden zuerst in Wasser gelöst, fettlösliche in Öl, unlösliche in feinster Verteilung der Salbe zugeführt.

Für die Herstellung von Salbenverbänden eignen sich Leinwandflecke oder Lintstoff (Borlint); weniger zweckmäßig ist die Verwendung von Gazestreifen, weil das Maschenwerk das Meiste in sich einsaugt und dann zu wenig für die Haut übrig bleibt. Ganz ungeeignet ist für diese Zwecke die Verwendung von Watte.

Die Entfernung von Salbenresten geschieht mit Benzin. Falls dieses reizt, soll Olivenöl oder Paraffinöl herangezogen werden.

Als Mengenverhältnis für die Verschreibung ist zu beachten: Für den ganzen Körper eines Erwachsenen (z. B. bei der Skabiesbehandlung) zirka 150—200 Gramm, zur Einfettung einer Hand 20—30, eines Armes 50, für das Gesicht 10—30, für größere Körperflächen und Extremitäten 50—100 Gramm. Streicht man die Salbe auf einen Verband auf, so ist fast die doppelte Menge zu nehmen. Der Verbandwechsel erfolgt in 12—24stündigen Zwischenräumen.

Zu erwähnen wäre noch, daß eine Überempfindlichkeit gegen Salben überhaupt oder gegen einzelne Salbengrundlagen bestehen kann. So findet man nicht allzu selten eine Überempfindlichkeit gegen Vaselin, während z. B. Lanolin gut vertragen wird. Besteht eine Überempfindlichkeit gegen Salben im allgemeinen, dann ist die Behandlung nur mit Trockenpinselung oder mit fettarmen Pasten durchzuführen. Im allgemeinen soll man sich, auch wenn man indifferente Salben verordnet, vorerst überzeugen, ob die Haut oder die Dermatose diese Medikamentenform verträgt; man wende sie versuchsweise zunächst an einem kleinen Bezirke an. Enthält die Salbe differente Arzneimittel, so erweist es sich als zweckmäßig, mit niedrigen Konzentrationen zu beginnen und besonders bei irritablen Affektionen das Mittel nur langsam und vorsichtig zu verstärken.

Als Beispiel einer Kühlsalbe diene: Flüssigkeit 40.0, Lanolin. anhydr. 40.0, Vaselin. 20.0; also Flüssigkeit und Lanolin zu gleichen Teilen, dazu Vaselin in der halben Menge des Lanolins.

Von den zusammengesetzten Salben sei noch die Hebrasche Diachylonsalbe (Ung. plumbi oxydati) erwähnt. Die offizinelle Verordnung enthält einen Zusatz von Lavendelöl. Da aber dieses ätherische Öl oft zu Reizungen Veranlassung gibt, ist es zweckmäßig, die Diachylonsalbe „sine oleo lavandulae" zu verordnen. Da ferner die Diachylonsalbe leicht ranzig wird, ist es vorteilhaft, sie folgendermaßen zu verschreiben: Empl. plumbi oxydat. 30.0, Lanolin 20.0, Vaselin 10.0. — Folgende Verschreibung ist vorteilhaft: Empl. plumbi oxydat., Ol. camphorat., Ung. lenientis aa 10,0. Ihren guten Ruf als Ekzemmittel verdankt die Diachylonsalbe der eintrocknenden Wirkung des Bleioxyds, ihrer Plastizität und der Eigenschaft, krankhafte Produkte der Oberhaut nachhaltig zu erweichen.

Salben, die Vaselin, Lanolin oder Eucerin als Grundlage enthalten, sind nicht geeignet zur Applikation an der behaarten Kopfhaut, da sie die Haare allzu stark verfilzen und verkleben. Diesen Zwecken entsprechen besser jene Salben, welche mit Schweinefett hergestellt wurden, also Axungia benzoinata, Ung. simplex oder Ung. leniens.

5. Pasten.

Pasten sind Arzneiformen von teigartiger Konsistenz, die aus einer Mischung von Fett und pulverförmigen Bestandteilen zusammengesetzt sind. Aus ihrer Zusammensetzung ergibt sich ihre pharmakologische Wirkung. Der Fettgehalt ermöglicht das Aufsaugen von Fetten durch die Hornschicht, hält wässerige Hautsekrete teilweise zurück und erhält die Haut geschmeidig. Durch den Gehalt an Puder ist die Pasta porös und bewirkt durch Kapillarattraktion eine Aufsaugung der Sekrete. Infolge ihres Pulvergehaltes sind Pasten permeabler als Salben und haben daher eine geringere Tiefenwirkung. Pasten wirken also austrocknender, milder und weniger reizend wie Salben, haben aber keine Tiefenwirkung.

Wann werden wir Pasten und wann Salben verordnen? Allgemein gesprochen — was natürlich nicht immer für den speziellen Fall auch eintreffen muß — werden wir Pasten dann heranziehen, wenn wir auf das erkrankte Epithel einwirken wollen, bei oberflächlich nicht mehr akut entzündlichen Dermatosen mit Alteration der obersten Zellschichten und ebenso bei noch schwach nässenden Effloreszenzen. Sind aber chronisch infiltrierende Prozesse vorhanden, Hyperkeratosen oder Verdickungen des Epithels, dann sind nicht Pasten sondern Salben am Platze.

Das Paradigma einer Paste ist die Lassarsche Zinkpaste, die ebenso viel pulverförmige Substanzen enthält wie Fett: Zinc. oxyd., Amyl. aa 15.0, Vaselin. 30.0 (in ihrer ursprünglichen Form enthielt sie noch einen Zusatz von 2% Salizylsäure). Wollen wir die Konsistenz erhöhen, so geben wir neben Vaselin noch Lanolin hinzu: Zinc. oxyd., Amyl., Vaselin., Lanolin. aa 15.0. Wenn wir die Pasta weicher und geschmeidiger machen wollen, so nehmen wir mehr Fett und weniger pulverförmige Bestandteile. Schäffer gibt folgende Verschreibung für eine weichere Zinkpasta an, welche die Haut geschmeidiger macht und eine größere Tiefenwirkung hat, aber auch weniger austrocknet: Zinc. oxyd., Amyl. aa 20.0, Vaselin. flav. 60.0.

Außer Zinkoxyd und Amylum kann man zur Pastenbereitung Talc. venet., Terra silicea, Magnesia carbonica oder Creta alba verwenden. Wegen der leichten Zersetzbarkeit des Amylums ist es zweckmäßig, Amylum durch Talcum venetum zu ersetzen. Terra silicea übt eine starke kapillare Attraktionswirkung aus. Die Unnasche Kieselgurzinkpasta besteht aus: Zinc. oxyd. 10.0, Terr. silicic. 2.0, Adipis benzoati 28.0.

Um aus einer Kühlsalbe eine Kühlpasta zu machen, benützt man die Eigenschaft des Ung. leniens, eine recht beträchtliche Menge Puder aufnehmen zu können. Magnesiumkarbonat hat vor anderen mineralischen Pudern den Vorzug äußerster Feinkörnigkeit und Weichheit; es kann so viel Wasser aufnehmen, daß es allein die Grundlage für eine Kühlpasta abgeben kann, auch wenn das Fett keine hydrophilen Eigenschaften besitzt. Man kann mittels Magnesiumkarbonats sogar Vaselin als Kühlpastenvehikel verwenden, und zwar bedürfen je zwei Teile Vaselin und Wasser nur eines Teiles Magnesiumkarbonats (Magn. carbon.

5.0, Vaselin., Aqu. aa 10.0). Bei der Zubereitung dieser Pasta ist darauf zu achten, daß das Magnesiumkarbonat mit dem Wasser zu einem Brei verrieben wird, worauf erst Vaselin hinzugefügt werden soll, da sonst die Mischung nur unvollkommen ausfällt. — Eine sehr milde kühlende Pasta ist die von Unna angegebene: Ol. lini, Aq. calcis aa 20.0, Calc. carbon. praecip., Zinci. oxyd. aa 30.0.

Die Pasta wird auf der erkrankten Haut aufgestrichen und allenfalls mit einem indifferenten Puder bestreut. Zur Entfernung der Pasten dient Olivenöl, Vaselin, nötigenfalls Benzin. Nicht anwendbar sind die Pasten an behaarten Stellen des Kopfes und des Genitales.

Wie den Salben kann man den Pasten differente Heilmittel einverleiben.

Eine wichtige Rolle kommt den Pasten als Deckmittel zu; mit Puder kombiniert aufgetragen, bilden die Pasten einen reizlosen, festhaftenden Überzug. Der Hauptvorzug der Pasta ist der, daß sie auch von empfindlicher Haut und bei irritablen Dermatosen im allgemeinen gut vertragen werden. Es ist daher angezeigt, bei der Behandlung von Ekzemen und Dermatitiden vor der Salbenapplikation eine Pastenbehandlung durchzuführen.

6. Seifen.

Seifen sind Alkalisalze der Palmitin-, Stearin- und Ölsäure. Man unterscheidet zwischen den mehr oder weniger harten Natronseifen und den weicheren, fast salbenartigen Kaliseifen. Jede Seife besitzt ein bestimmtes Wasserbindungsvermögen, das sowohl vom Metall als auch von der Fettsäure abhängig ist. Das Wasserbindungsvermögen von Seifen, die aus verschiedenen Fettsäuren hergestellt werden, nimmt in den höheren Gliedern einer gegebenen Reihe zu.

Die Theorie der Seifenwirkung fußt auf den Untersuchungen über die Adsorption. Für die Erklärung der reinigenden Wirkung der Seife spielt die Adsorption der Seife oder deren Spaltungsprodukte zu den Schmutzteilchen eine wesentliche Rolle. Die Seife wird von dem zu reinigenden Körper viel stärker adsorbiert als von den Schmutzteilchen. Die Körperoberfläche wird durch die Seife adsorptiv gesättigt und bewirkt, daß sie dann die Schmutzteilchen nicht mehr festhalten kann. Daneben spielt auch die Schaumbildung und die Schaumhaltigkeit (das ist die verschieden große Haltbarkeit des Schaumes) eine Rolle. Die Schaumhaltigkeit ist für die therapeutische Wirkung von Wichtigkeit.

Die desinfizierende und die reinigende Wirkung der Seifen decken sich zum großen Teile. Früher war man der Meinung, daß diese Wirkungen der Seife dem Freiwerden von Alkali bei Auflösung von Seife in Wasser zuzuschreiben sei. Doch können auch Seifen, die nur ganz wenig alkalisch sind, eine ausgezeichnete Waschwirkung entfalten. Die reinigende Wirkung der Seife ist eine Funktion der Schaumbildung, also abhängig vom Emulsionsvermögen.

Früher wurden medizinische Seifen, die Medikamente im Seifenkörper inkorporiert enthielten (Schwefel, Teer, β-Naphthol), häufig verwendet. Zur Pflege der erkrankten Haut soll man, wenn Seifen überhaupt gestattet sind, neutrale oder überfettete Seifen benützen, als deren Hauptrepräsentanten die Glyzerin- und Mandelseifen, am besten ohne Parfümzusatz, hervorzuheben sind. Bei zu trockener Haut eignen sich überfettete Seifen (Nivea-, Albumose-, Kinderseifen u. ä.). Als Bleichseife, die depigmentierend wirkt und bei chronischen Akneformen mit Hyperkeratose angewendet wird, gilt die Pernatrolseife mit 2½, 5, 10 und 20% Natriumsuperoxyd-Zusatz. Zu den Seifen, welche mechanisch wirkende Zusätze enthalten und eine Hobel- und Polierwirkung bei stark verhärteter Haut haben und zur Entfernung von Komedonen dienen, gehören die Marmor- und die Bimssteinseifen.

Die Härte des Wassers ist insoferne für die Wirkung der Seifen von Bedeutung, als hartes Wasser einen Teil der Seife durch Bildung von Kalkseife unwirksam macht und die Schaumbildung beeinträchtigt. Bei hartem Wasser empfiehlt es sich, einen Teelöffel Natrium bicarbonicum auf einen Liter Wasser oder einen Kaffeelöffel Natrium boracicum dem Waschwasser zuzusetzen.

Als Vehikel für die Medikamente werden die Seifen von anderen Applikationsarten wesentlich übertroffen.

Noch zwei Seifen werden therapeutisch herangezogen: Die kräftig keratolytisch wirkende Schmierseife, Sapo viridis, die als Schälmittel bei oberflächlichen Dermatomykosen (z. B. Pityriasis versicolor) gegeben wird, und der Hebrasche Kaliseifengeist (Spirit. saponat. kalinus); er ist stark alkalisch, erweicht die Hornschicht und durchdringt sie.

7. Pflaster.

Pflaster sind Heilmittel, die, auf Stoff aufgestrichen, direkt auf die Haut aufgelegt werden und daselbst haften. Sie stellen eine bequeme und reinliche Methode dar, um zirkumskripte chronische Dermatosen zu behandeln. Sie bilden eine impermeable Deckschicht und üben dadurch eine eminente Tiefenwirkung aus. Sie können daher bei akut entzündlichen Prozessen der Haut oder bei irritablen Dermatosen nicht herangezogen werden.

Man verwendet ausgestrichene Pflaster, die bei Körpertemperatur erweichen und aus Bleisalzen, Fett, Öl, Wachs und Terpentin bestehen. Sie werden auf Leinwand aufgestrichen, reizen aber oft so, daß sie für die Behandlung von Hautkrankheiten kaum in Betracht kommen. Das Bleioxydpflaster (Empl. lithargyri) ist ein Bestandteil der Diachylonsalbe. Die von Pick angegebene Salizylseifenpflastermasse besteht aus Empl. saponat. 80.0, Ol. oliv., Acid. salicyl. aa 10.0. Eine gut erweichende Wirkung, namentlich bei hyperkeratotischen Ekzemen erzielt man mit folender Pflastersalbe: Empl. plumbi oxydat., Empl. saponat. salicyl., Ol. oliv., Ung. lenientis aa ad 50.0.

Die Collemplastra sind Kautschukpflaster, die gestrichen sind und Kautschuk als Pflastermasse enthalten. Es wird das Collemplastrum adhaesivum (das Kautschukheftpflaster) und das Collempl. Zinci (Zinkkautschukheftpflaster) verwendet.

Fabriksmäßig wird eine Reihe von Pflastern hergestellt, die indifferente und differente Substanzen enthalten. Die Unna-Beiersdorfschen Guttaplaste haben als Unterlage eine dünne schmiegsame Guttaperchaschicht; diese wird durch Zusammenwalzen mit Mull mechanisch widerstandsfähig gemacht. Die klebende Pflastergrundmasse besteht aus einer Kautschukmischung. Bei den Guttaplasten ist der Gehalt an Arzneistoffen, die auf einen Flächeninhalt enthalten sind, in Grammen angegeben. Häufig angewendet werden folgende Guttaplaste: Guttaplaste mit Karbolsäure und Quecksilber bei oberflächlichen Abszessen, Guttaplaste mit Chrysarobin, mit Pyrogallus und mit Teer für die Behandlung von Psoriasis und Lichen ruber.

Trikotplaste (Arning) sind Pflaster, welche auf Trikot gestrichen sind.

8. Bäder.

Vom dermatologischen Standpunkte können wir, abgesehen von Reinigungsbädern, zwei Arten von Bädern unterscheiden: zeitweilige und Dauerbäder.

Im allgemeinen werden warme Bäder von Hautkranken besser vertragen als kalte. Die durchschnittliche Temperatur für ein warmes Bad beträgt etwa 34—36° C (27—29° R). Während kühlere Bäder temperaturherabsetzend wirken, sind die wärmeren Bäder temperatursteigernd. (Für ein Vollbad eines Erwachsenen rechnet man 200—300 Liter Wasser, für ein Sitzbad 20—30 Liter, für ein Fußbad 10 Liter). Bäder sind oft ein gutes Heilmittel bei ausgedehnten entzündlichen Dermatosen; sie lockern die sekundären Krankheitsauflagerungen, erweichen die obersten Hautschichten und bewirken eine bessere Durchströmung der Haut. Lauwarme Bäder wirken juckstillend. Andererseits darf nicht vergessen werden, daß Bäder eine Reizung veranlassen können, daher fügt man Körper hinzu, die eine Irritation der Haut zu verhindern imstande sind, z. B. Weizenkleie: 1—2 Kilogramm Kleie werden abgekocht und dem Bade zugesetzt. Auch Bolus alba (500 Gramm auf ein Bad) wirkt reizmildernd. Den Bädern können Medikamente zugesetzt werden; so gibt man alkalische Bäder (mit ½—2 Kilogramm Soda oder ¼—1 Kilogramm Sapo viridis auf ein Vollbad) zur Erweichung und Entfernung von Schuppen und Krusten bei Hyper- und Parakeratosen (Psoriasis, Ichthyosis). Von medikamentösen Bädern wären noch zu erwähnen: Die Schmierseifenbäder (250—1000 Gramm Schmierseife dem Badewasser zugesetzt) bei Psoriasis, die Kaliumpermanganatbäder (5—10 Gramm für Erwachsene, 1—3 Gramm für Kinder) und Sublimatbäder (5—10 Gramm für Erwachsene, 1—3 Gramm für Kinder), die in Porzellan- oder Holzbadewannen gegeben werden müssen, bei Pyodermien und Furunkulose. Eichenrindenbäder werden folgendermaßen zubereitet: 250—1000 Gramm zerkleinerte Eichenrinde (Gerberlohe) wird mit dem sechsfachen Volumen Wasser gekocht, die dunkelbraune Flüssigkeit wird durch ein Sieb geseiht und dem Badewasser zugesetzt; Eichenrindenbäder werden bei Urtikaria, chronischen Ekzemen, Pruritus, Prurigo verordnet.

Schwefelbäder werden bei der Behandlung von Psoriasis, Acne vulgaris, Acne conglobata, chronischen Ekzemen, Skabies, Prurigo, Furunkulosis und juckenden Dermatosen empfohlen. Die natürlichen Schwefelquellen (Aachen, Aix-les-

Bains, Alliaz, Alvaneu, Baden bei Wien, Baden bei Zürich, Barèges, Battaglia, Bentheim, Ilidze, Johannisbad-Sachsen, Neudorf, Pistyan, Trenczin-Teplitz, Schinznach, Spa u. a.) wirken zweifellos besser als die künstlichen Schwefelbäder. Als Ersatz der natürlichen dienen künstliche Schwefelbäder, die in Badewannen aus Holz oder emailliertem Metall gegeben werden sollen. Im Badezimmer dürfen sich keine Metallgegenstände befinden. Für ein Vollbad nimmt man 50—200 Gramm Kalium sulfuratum pro balneo; die Schwefelleber wird in etwas Wasser aufgelöst und dem Badewasser dann zugesetzt; oder man nimmt 100—150 Gramm Solutio Vlemingkx. Ersatz dafür sind Thiopinolbäder, die in gewöhnlichen Badewannen genommen werden können. Die Indikation für Schwefelbäder sind Psoriasis, Acne vulgaris et corporis, Furunkel, Pruritus, parasitäre Dermatosen.

T e e r b ä d e r werden bei Psoriasis, Lichen ruber planus, Prurigo, Pruritus, Ichthyosis empfohlen. Es werden entweder die Krankheitsherde mit einem Teerpräparat eingepinselt und der Kranke hierauf gebadet oder es wird dem Badewasser Teer zugesetzt. Zum Einpinseln verwendet man Tinctura rusci oder die Mischung Ol. rusci, Ol. fagi, Ol. olivar. aa 50.0. Zur Bereitung des Teerbades wird folgende Lösung in dünnem Strahle unter ständigem Umrühren dem Badewasser zugesetzt: Ol. rusci, Spirit. sapon. kalin., Aqu. destill. aa 75.0. Ein gutes Teerbad ergibt auch der Zusatz von Liquor cadini detergens zum Badewasser.

Auch T e i l b ä d e r (Hände, Arme, Füße) können ohne oder mit medikamentösen Zusätzen (Eichenrinde bei Perniosis, Kaliumpermanganat bei Staphylodermien) gegeben werden.

Eine besondere Bedeutung kommt dem Hebraschen W a s s e r b e t t zu. Durch die Untersuchungen der letzten Zeit, namentlich durch die Wiener Schule, ist es zu einem fast unentbehrlichen Heilbehelf bei gewissen Dermatosen geworden.

Die dermatologischen Indikationen für die Verwendung des Wasserbettes sind die Verbrennungen verschiedener Grade. Auch bei anfangs harmlos aussehenden Verbrühungen, welche aber so ausgedehnt sind, daß sie eine sonst absolut ungünstige Prognose abgeben, wirkt das Wasserbett günstig. Beim Pemphigus (vulgaris, foliaceus und vegetans) übt das Wasserbett zwar keinen spezifischen Einfluß auf diese Erkrankung aus, doch scheint sie im Wasserbett günstiger zu verlaufen.

Weitere Indikationen für das Wasserbett sind noch das Erysipel des Stammes und der Extremitäten, das Röntgenulkus und die Dekubitalgeschwüre. Kranke mit akut nässenden Ekzemen, ausgebreiteten Dermatitiden und Erythrodermien können mit Erfolg ins Wasserbett gelegt werden. Auch die Psoriasis vulgaris, speziell die universell ausgebreitete, eignet sich zur Wasserbettbehandlung. Eine wichtige Indikation für das Wasserbett sind nach Arzt die Salvarsanexantheme. In der Mehrheit der damit behandelten Fälle konnte dadurch die gefürchtete Komplikation, die Pyodermie, vermieden werden.

Auch Radiumemanation (100.000 bis 1,000.000 Macheeinheiten) dem Badewasser zugesetzt, hat sich im Dauerbade zur Behandlung des Juckreizes bewährt. Kontraindikationen bilden Kreislaufstörungen.

Die Wirkung des Wasserbettes ist durch den Auftrieb, das stetige Abspülen der Sekrete, durch Mazeration, Änderung der osmotischen Druckverhältnisse im Gewebe, durch den Wegfall des Temperaturwechsels und durch das Abhalten äußerer Reize zu erklären.

9. Immunbiologische Heilverfahren.

Seit langem benützen wir zur Bekämpfung der Infektionskrankheiten sowohl in prophylaktischem als auch in kurativem Sinne die Immunisierung. Wir müssen zwei Arten der Immunisierung unterscheiden, die passive und die aktive; die passive, durch welche fertige Immunkörper dem erkrankten Organismus zugeführt werden; die aktive, die Vakzination, die darauf beruht, die Immunitätsvorgänge des kranken Körpers anzuregen und so den Organismus zu veranlassen, seine Schutzstoffe und Abwehrmaßregeln selbst zu mobilisieren. Als Beispiel der passiven Immunisierung sei das Diphtherieheilserum, als Beispiel der aktiven Immunisierung das Tuberkulin gewählt. Unmittelbar nach der Vakzination findet ein Sinken der Antikörper statt. Es ist dies das Zeichen der Intoxikation, also des Verbrauches von Schutzkräften. Diese sogenannte „negative Phase" ist auch durch eine Verschlimmerung des klinischen Krankheitsbildes gekennzeichnet. Hierauf erfolgt das Stadium der Regeneration, eine Vermehrung von Schutzkörpern, die „positive Phase". Hand in Hand mit der Besserung des klinischen Bildes steigt die Antikörperproduktion über ihr Anfangsstadium bis zu einer Höhe, die sich in gewissen Grenzen nach der Stärke der Injektion richtet, worauf allerdings eine Tendenz auftritt, wieder, wenn auch äußerst langsam, zu fallen. Von größter Wichtigkeit ist es, darauf zu achten, daß die Neu-Inokulation immer in die positive Phase fällt, da sonst eine Summation der negativen Phasen, i. e. eine wesentliche Verschlimmerung des klinischen Krankheitsverlaufes stattfinden kann. Ferner ergibt sich, daß eine gewisse Reizschwelle bestehen muß, daß also der Reiz eine bestimmte Größe haben muß, um den Körper zu einer Reaktion zu veranlassen. Ist aber die Dosis zu groß, so kann der Organismus mit hohem Fieber und heftigen Störungen des Allgemeinbefindens antworten. Es kommt dieser Fall besonders dann in Betracht, wenn bei Allgemeininfektionen durch eine zu große Vakzinedosierung eine allzu stürmische Reaktion des Körpers erfolgt, während welcher die Therapie in unangenehmster Weise durchkreuzt werden kann.

Während nun die Chemotherapie durch spezifisch eingestellte Mittel die Infektionserreger direkt schädigt, trachtet die Immunbehandlung die Verteidigung des Organismus zu stärken und auf diese Weise indirekt den Krankheitserregern entgegenzutreten.

Beim Studium der Vakzinetherapie fand man, daß der Effekt dieser Behandlung nicht allein durch die aktive Immunisierung und durch die dabei entstandene Antikörperbildung zu erklären sei, da unspezifische Substanzen, wie beispielsweise Milch einen ähnlichen Effekt ausüben. Die therapeutische Wirkung dieser Behandlung äußert sich in deutlich sichtbarer Hyperämie und Transsudationsvermehrung, mehr oder minder hohem Fieber, Ablassen der Schmerzhaftigkeit und Rückgang der Entzündung nach kurzer Zeit. Die erhöhte Entzündungsfähigkeit bedingt einen rascheren Ablauf und eine gründlichere Regeneration des Erkrankungsherdes. Die Erklärung für diese Erscheinungen dürfte in einer Änderung des kolloidalen Gleichgewichtszustandes des Blutserums zu suchen sein. Luithlen schlug vor, alle hier in Betracht kommenden therapeutischen Maßnahmen unter dem Sammelnamen „Kolloidtherapie“ zusammenzufassen. Dazu gehört der Aderlaß, die parenterale Zufuhr von kolloidalen Substanzen, von Serum, Plasma, Blut, Vakzine, Eiweißkörpern und einige Methoden, die zur Aufsaugung von Zerfallseiweiß führen. In die Gruppe der Kolloidtherapie fällt auch die Terpentinölbehandlung, ferner die Anwendung von normalem menschlichem Serum und die Behandlung mit hypertonischen Salzlösungen.

Durch Vakzination, das ist durch aktive Immunisierung sind wir also imstande, Infektionskrankheiten im günstigen Sinne zu beeinflussen. Die Frage nach der Spezifität dieses Vorganges kam aber ins Wanken, als es gelang, mittels unspezifischer Substanzen denselben Effekt zu erzielen wie mit spezifischen. Man kam von der spezifischen Vakzine zur unspezifischen, dann zur Anwendung normalen Serums, dann zur Milchbehandlung, zur Eiweißbehandlung im allgemeinen, zum Terpentin und zur Traubenzuckertherapie.

Es gibt zwei Arten von Vakzinen: Autovakzinen und die käuflich hergestellten. Die Autovakzinen werden aus dem Eiter des Kranken hergestellt und sind demnach Frischvakzinen. Die käuflichen, fabriksmäßig hergestellten Vakzinen werden aus einem Erregerstamm oder aus verschiedenen eine solche Infektion bedingenden Stämmen hergestellt (polyvalent) oder bei Mischinfektionen aus zwei oder mehr verschiedenartigen Bakterien (Mischvakzine). Beide Arten von Vakzinen sind trübe, korpuskuläre Elemente enthaltende Flüssigkeiten. Nach längerem Stehen wird die Flüssigkeit durch Autolyse klar und durchsichtig und verliert wesentlich an Wirksamkeit. Es ergibt sich nun die Frage, ob man eine autogene (Frischvakzine) oder eine fabriksmäßig hergestellte Vakzine verwenden soll. Bei der frischen autogenen Vakzine laufen wir nicht Gefahr, eine durch Autolyse unwirksam gewordene Flüssigkeit zu injizieren. Enthält die Fertigvakzine die gewünschten Keime und sind diese Keime nicht durch Autolyse zerstört, dann kann sie ebensogut wie die Autovakzine verwendet werden.

Bei der Vakzinationstherapie kommt es nicht so sehr darauf an, mit welchem Präparat gearbeitet wird, da mit jedem gute Erfolge erzielt werden können, als daß der Impfstoff die gewünschten Keime in einwandfreier Beschaffenheit enthält.

Die Applikationsart der Vakzine wird von den verschiedenen Autoren verschieden angegeben. Die einen bevorzugen das intravenöse, die anderen das intramuskuläre und subkutane, andere das intrakutane Verfahren. Bei der Behandlung von Dermatosen gibt die intrakutane Einverleibung so gute Resultate, ohne schwere Allgemeinerscheinungen auszulösen, daß sie wärmstens zu empfehlen ist. Voraussetzung dafür ist aber, daß die intrakutane Einspritzung an der Injektionsstelle genügend starke Reaktionen auslöst. Bei dieser Behandlungsart kommt es darauf an, ständig stärkere Reize zu setzen. Wenn wir beispielsweise eine Furunkulose behandeln wollen, so setzen wir am Oberarm des Kranken zwei Quaddeln zu 0.2 Kubikzentimetern einer Vakzine, die

100 Millionen Keime im Kubikzentimeter enthält. Nach Abklingen der entzündlichen Reaktion geben wir als zweite Einspritzung 250 Millionen Keime, als dritte 500 Millionen Keime, als vierte 1000 Millionen Keime. Durch dieses Verfahren gelingt es, durch das Hautorgan eine Anregung von Antikörpern in der Haut selbst anzuregen, die genügend stark ist, örtliche Reaktionen auszulösen, ohne hohe Temperatursteigerungen zu bewirken.

Auch Aolan und Caseosan können intrakutan appliziert werden.

Bei Furunkeln, Abszessen und ähnlichen Erkrankungen werden auch Umschläge mit Filtraten von Bakterienkulturen (Antivirus nach Besredka) empfohlen. Vergleichende experimentelle Untersuchungen ergaben, daß sich durch Antivirusfiltratverbände zwar eine geringe präventive und deutliche lokaltherapeutische Wirkung auf die infektiösen Prozesse erzielen läßt, daß aber die Erfolge keineswegs rascher oder gründlicher sind als nach Behandlung durch Verbände mit einfacher sterilisierter Bouillon oder essigsaurer Tonerde. Am auffallendsten ist die rasche Verflüssigung des Eiters und die schmerzstillende Wirkung. Eine spezifische Wirkung muß aber in Abrede gestellt werden, da Präparate, die aus verschiedensten Bakterienarten hergestellt waren, in ganz gleicher Weise wirkten. Eine lokalimmunisierende Wirkung konnte niemals nachgewiesen werden.

Es ergibt sich nun die Frage, welche von den beiden Methoden — spezifische oder unspezifische Therapie — für die Behandlung heranzuziehen ist. Wir können auf beiden Wegen zum selben Ziele gelangen, wenn wir entweder durch spezifische Immunisierung die Abwehrkräfte des Organismus mobilisieren oder wenn wir durch unspezifische Mittel eine Leistungssteigerung der Organfunktionen, also auch eine vermehrte Immunkörperbildung erzielen, oder wenn wir durch physikalisch-chemische Maßnahmen erwünschte biologische Reaktionen auslösen, die dann therapeutisch verwertbar sind. Andererseits darf man nicht vergessen, daß die spezifischen Vakzinen auch unspezifische Bestandteile enthalten. Im allgemeinen ist es zweckmäßiger, spezifische Substanzen zu Immunisierungszwecken zu verwenden, wenn wir den Erreger kennen und eine entsprechende Vakzine haben. Sollte eine spezifische Vakzination nicht den gewünschten Effekt erzielen, so kann man zu den unspezifischen Verfahren übergehen.

Von den zahlreichen Vakzinen und Heilmitteln, die im Handel erhältlich sind, seien erwähnt:

Von den Staphylokokkenvakzinen das Leukogen, Opsonogen, die Staphylokokkenvakzinen von Kalle, von Merck und vom Wiener Serum-Institut, dann das Histopin, das zur Erzeugung lokaler Immunität nach Wassermann verwendet wird.

Von den Streptokokkenvakzinen das Streptovakzin der sächsischen Serumwerke und des Wiener Seruminstitutes.

Von den Trichophytinen das Trychophytin Höchst, das Trichon Schering, das Trichosykon Kalle, ferner das Tuberkulin Höchst und Merck, dann das Mallein, ein nach Art des Alttuberkulins aus Rotzbazillen hergestelltes Präparat.

Von den unspezifischen Heilmitteln kommt die Milch in Verwendung. Die Technik der Milchbehandlung ist einfach: Nicht verwässerte und nicht geronnene Milch wird durch 5—10 Minuten gekocht und unter den nötigen Kautelen intraglutäal eingespritzt. Die Dosis beträgt 5—6 Kubikzentimeter pro Injektion. In den Fällen, wo eine nennenswerte Fiebersteigerung, bei sicher einwandfreier Milch nicht eintritt, kann die Wiederholung auch mit 8—10 Kubikzentimetern vorgenommen werden. Die Injektion wird erst nach Abklingen des Fiebers, also meistens nach 3—4 Tagen wiederholt. Als allgemeine Folgezustände nach Milchinjektionen kommt vor allem der Temperaturanstieg in Betracht, der selten fehlt. Der Höhepunkt des Fiebers wird gewöhnlich innerhalb 8—12 Stunden erreicht und klingt dann lytisch ab. Die Temperaturen schwanken zwischen 38^0 und 39.5^0, doch gibt es ausnahmsweise Fälle, die kaum über 37^0 hinausgehen, andererseits wieder solche, die 40^0 erheblich überschreiten. Am Tage nach der Milchinjektion geht die Temperatur meistens zur Norm zurück; die Fieberhöhe ist natürlich von der allgemeinen Disposition des betreffenden Individuums abhängig.

Von den Milchpräparaten wird das Aolan, das Caseosan und das Abijon benützt.

Zur Terpentinbehandlung verwendet man ein 20%iges Terpentinöl (Ol. terebinth. 2.0, Olei Olivar. ad 10.0) oder das Terpichin und das Novoterpen, von den Traubenzuckerpräparaten das Osmon.

Die Technik der Terpentinöleinspritzung ist folgende: Man spritzt nach Art einer unlöslichen Quecksilberinjektion intraglutäal bis zum Knochen. Die Injektion wird jeden dritten oder vierten Tag vorgenommen oder man gibt an je zwei aufeinanderfolgenden Tagen im ganzen vier Einspritzungen. Die Dosis ist recht verschieden und ebenso individuell wie die Dosierung bei den Vakzinen. Man richtet sich auch hier nach dem Erfolge und wiederhole die Verabreichung nach dem Ausfalle der Wirkung. Bei staphylogenen Prozessen sind örtliche Herdreizungen strengstens zu vermeiden. Mitunter sieht man mit großen Dosen (5 Kubikzentimeter 20%iges Terpentinöl) bei Fällen, die auf kleine Dosen nicht angesprochen haben, überraschend günstige Wirkungen. Von der intravenösen Anwendung des Terpentinöls, die in letzter Zeit empfohlen wurde, ist wegen der Gefahr einer Thrombose, Lungenembolie usw. besser abzuraten. Auch die intradermale Anwendung bietet keine besonderen Vorteile. (Von 20%igem Terpentinöl macht man intradermal vier Injektionen; die erste zu 0.1, dann 0.25, 0.5 und schließlich 1 Kubikzentimeter.)

Während man mit der spezifischen Vakzinebehandlung bei Furunkulose unbestrittene Erfolge erreicht, erzielt man bei anderen staphylogenen Hauterkrankungen, insbesondere bei der Sycosis simplex staphylogenes keine so guten Wirkungen. Hier bewährt sich eher die Behandlung mit unspezifischen Mitteln, vor allem mit Terpentinöl und seinen Präparaten.

Die meisten Autoren stimmen darin überein, daß von den staphylogenen Hauterkankungen die Furunkulose für die Vakzinebehandlung herangezogen werden soll, während bei Abszessen, Panaritien, Sykosis usw. die unspezifische Therapie wertvollere Dienste leistet als die spezifische.

Die Vakzinebehandlung des Erysipels bietet keine besonderen Vorteile. Sie scheint nur dort von günstigem Einflusse zu sein, wo schwere Komplikationen seitens des Intestinaltraktes, blutige Diarrhöen usw. vorliegen. Beim Rotlauf wurde die Milchtherapie empfohlen. Ferner kommt für diese Erkrankung die Methodik der Einverleibung kolloidaler Metalle in Anwendung (Kollargol, von dem 5.0—15.0 einer 1—2%igen, oder 3.0—9.0 einer 5%igen Lösung intravenös eingespritzt werden).

Die Vakzinebehandlung eignet sich auch für die Therapie der Pilzerkrankungen der Haut. Während naturgemäß die oberflächliche Form dieser Erkrankung für die Immuntherapie nicht in Betracht kommt, ist die Trichophytia profunda die Domäne für diese spezifische Behandlungsart. Von manchen Autoren wird die Kombination des Trichophytins mit Staphylokokkenvakzine empfohlen. Die subkutane Einspritzung macht starke Allgemeinreaktionen mit hohem Fieber, daher ist die intrakutane Einverleibung dieser Vakzine den anderen Applikationsarten vorzuziehen. Für die Behandlung der Trichophytia profunda wurde ferner das Terpentinöl angegeben. Das Terpentin ist auf keine besondere Art von Pilzen eingestellt, wirkt also auf jeden Fall unspezifisch.

Welches von den beiden Mitteln ist nun bei Pilzerkrankungen zu verwenden?

Fälle, die mit starker Eiterung, starkem Gewebszerfall und starken Entzündungserscheinungen einhergehen, sollen zunächst mit der unspezifischen Behandlung mittels Terpentinöls angegangen werden. Wenn aber die Erkrankung keine starken reaktiven Veränderungen an der Haut hervorgerufen hat, soll man lieber gleich mit der spezifischen Vakzinetherapie anfangen. Beide Verfahren können sich aber gegenseitig ergänzen, so daß nach beendeter Vakzination zur Resorption etwaiger restlicher Infitrate 2—3 intramuskuläre Terpentinölinjektionen nachgeschickt werden können.

Ein Unterstützungsmittel bei der Behandlung der Hauttuberkulose und der Tuberkulide ist das Tuberkulin. Zu Anfang der Tuberkulinära wurden Dosen eingespritzt, die wir heute mit Recht für lebensgefährlich halten. Wir sehen bei der Lupustherapie von der Injektion solcher Dosen ab, die geeignet sind, starke Allgemeinreaktionen auszulösen. Wo ein Lungenherd besteht oder nur ein Verdacht in dieser Richtung vorhanden ist, darf das Tuberkulin nur mit jener Vorsicht angewendet werden, die bei Lungentuberkulose geboten ist. Es würde sich also eine mit allerkleinsten Dosen beginnende, unter Vermeidung jeder klinischen Reaktion durchzuführende Behandlung empfehlen. Kann man aber eine Lungenaffektion ausschließen, so wird man mit der Erhöhung der Konzentration etwas rascher vorgehen. Es läßt sich naturgemäß ein Schema für alle Fälle nicht geben. Als Anfangsdosis empfiehlt sich $^1/_{1000}$—$^1/_{100}$ Milligramm; die Steigerung erfolgt so, daß zwar keine Allgemein-, wohl aber leichte Lokalreaktionen auftreten.

Auch Rotz kann mit Malleininjektionen behandelt werden (Zieler); die Malleininjektion kann zumal bei Allgemeinerscheinungen versucht werden.

Auch bei Lepra kann man die Immuntherapie mittels des Nastins, des Fettkörpers aus Streptotricheen, verwenden; ferner wurde Tuberkulin und ein Lepraserum zur Behandlung dieser Affektion empfohlen.

Für die jetzt zu besprechenden Dermatosen wurden in letzter Zeit Behandlungsmethoden ausgearbeitet, die Luithlen unter dem Sammelnamen Kolloidtherapie zusammenfaßt. Es gibt eine große Anzahl hartnäckig rezidivierender Fälle von Urtikaria, die jeder Therapie trotzen. Auffallend gute Erfolge erreicht man oft durch Anwendung des Aderlasses. Der Aderlaß wird am leichtesten an der Ellbogenvene vorgenommen. Man staut die Vene, indem man ein Tuch um den Oberarm anlegt und, ohne einen Knoten zu schlingen, nur soweit zuzieht, daß die Blutzufuhr nicht abgesperrt wird, da bei zu starker Abschnürung das Blut während der Entnahme weniger reichlich fließt. Zur Blutentnahme nimmt man eine ausgekochte Nadel von ungefähr 6 Zentimeter Länge mit weitem Lumen und kurzer Spitze. Bei einem Aderlasse kann man einem erwachsenen Menschen 300—400 Kubikzentimeter Blut entnehmen, ohne schwere Erscheinungen hervorzurufen. Kleinere Aderlässe können jeden zweiten bis vierten Tag wiederholt werden.

Auffallend gute Erfolge erreicht man durch Anwendung des Aderlasses bei der Urtikaria. Sie finden ihre Erklärung darin, daß der Aderlaß zu einer Verminderung der Exsudation und Tanssudation aus den Gefäßen und durch eine Verstärkung des Saftstromes zu einer Entgiftung des Organes, in diesem Falle der Haut, führt. Es empfiehlt sich, eher kleine Blutentnahmen einige Male zu wiederholen, als eine große Menge Blut auf einmal zu entnehmen. Die Wirkung des Eingriffes kann man verstärken, wenn man an ihm eine Infusion von 200—300 Kubikzentimeter erwärmter physiologischer Kochsalzlösung anschließt oder Ringerlösung oder Normosal einführt. Die Aderlässe wirken nicht nur in akuten Fällen von Urtikaria, sondern auch bei chronischen Formen der Nesselsucht, bei denen man einen Zusammenhang mit chronischen Störungen der Verdauung anzunehmen berechtigt ist.

Für Schwangerschaftsdermatosen, Pemphigus und Dermatitis herpetiformis Duhring wurde die Autoserotherapie empfohlen: 10 Kubikzentimeter aus der Kubitalvene entnommenen Blutes werden subkutan (intraskapulär) eingespritzt.

Auch das Ekzem scheint in seinen schwer zu beeinflussenden Formen einen günstigen Boden für die Kolloidtherapie abzugeben. Bei exsudativen Hauterkrankungen wurden intravenöse Traubenzuckerinjektionen empfohlen, die nicht nur durch einfach vermehrten Abstrom der Lymphflüssigkeit vom Hautgewebe nach dem Blute, sondern auch durch Protoplasmaaktivierung wirken.

An dieser Stelle sei noch kurz die Desensibilisierungstherapie erwähnt. Die Desensibilisierung wurde früher vielfach als „Angewöhnung" benützt, wenn man Medikamente, die schlecht oder gar nicht vertragen wurden, in ganz langsam, allmählich steigenden Dosen verabfolgte. Als Beispiel der früher verwendeten Desensibilisierung gilt die „Urtikation". Man versteht darunter die früher oft angewendete Peitschung mit Nesselbündeln zur Heilung gewisser Krankheiten (Rheumatismus, Impotenz). Dabei stellte es sich heraus, daß nach der dritten bis vierten Applikation die Haut aufhörte, mit Quaddeln zu reagieren.

Die erste auf wissenschaftlicher Grundlage beruhende Desensibilisierungstherapie wurde von Jadassohn gegen die Quecksilberdermatitis vorgenommen. Dann wurde die Desensibilisierungsbehandlung in Amerika gegen die dort so berüchtigte Rhus-toxicodendron- (Sumach-, Poison-Ivy-)Dermatitis herangezogen. Man gibt die Tinctura Rhois toxicodendri per os, wobei das Hauptgewicht auf den Beginn mit kleinen, allmählich steigenden Dosen gelegt wird. Die orale Verabreichung wurde später, als man aus dem Rhus ein Glycosid als den wirksamen Bestandteil isolierte, durch die Injektionsmethode ersetzt. — Auch bei der gegen Palisanderholz auftretenden Hautschädigung wurde die Desensibilisierung durch Pinselung mit einer in steigender Konzentration hergestellten Palisanderholztinktur mit gutem Erfolge herangezogen. — Gegen die Terpentindermatitis, die gewerbliche Erkrankung der Maler, Anstreicher, Polierer und ähnlicher Berufe, wurde eine orale Desensibilisierung (dreimal täglich 1 Tropfen Ol. terebinth. 0.20, Ol. olivar. ad 20.0, allmählich steigend bis dreimal täglich fünf Tropfen) empfohlen. — Auch gegen medikamentöse Schädigungen gelang eine Desensibilisierung (Chinin, Resorzin, Arsen, Emetin). Schließlich wurde gegen alimentäre Idiosynkrasien versucht, die Desensibilisierungsbehandlung heranzuziehen.

Wenn man die Ursache der Überempfindlichkeitsdermatose festgestellt hat, so kann man mit Abbauprodukten der die Überempfindlichkeit bedingenden Substanz eine orale Desensibilisierung vornehmen. Ist also beispielsweise ein Kranker gegen Fischeiweiß überempfindlich, so kann man ihn mit Fischpepton desensibilisieren. Oft ist aber die Feststellung der Substanz, gegen die der

Kranke überempfindlich ist, schwer oder unmöglich feststellbar. Da empfiehlt es sich, dem Kranken eine halbe Stunde vor den Mahlzeiten 0.5 Gramm Pepton zu geben. Die Frage der Desensibilisierung alimentärer allergischer Dermatosen und der allergischen Gewerbekrankheiten ist noch nicht spruchreif. Immerhin soll ein Versuch mit der Desensibilisierungstherapie vorgenommen werden, wenn ein Verdacht auf eine allergische Hautkrankheit (Urtikaria, Dermatitis porfessionalis allergica) vorliegt.

10. Physikalische Heilverfahren.

Die physikalischen Heilverfahren, welche in der Dermatologie zur Anwendung kommen, sollen hier nur kurz erwähnt werden.

Mittels elektrischen Stromes können wir Gewebe zerstören. Bei Einleitung eines konstanten elektrischen Stromes zerfallen Elektrolyte (das sind wässerige Lösungen von Salzen, Basen und Säuren) einerseits in elektropositive Wasserstoff- oder Metallatome, andererseits in elektronegative Atomgruppen. Die elektropositiven wandern zur Kathode (Kationen), die negativen zur Anode (Anionen). Die menschlichen Gewebe können auch als Elektrolyte betrachtet werden. Das in ihnen enthaltene Chlornatrium zerfällt durch den elektrischen Strom in das elektropositive Natriumion, das an der Kathode frei wird und hier mit Wasser Natriumhydroxyd (Natronlauge) und Wasserstoff bildet; dadurch entstehen in der Umgebung der Elektrode Ätzwirkungen, die therapeutisch ausgenützt werden können. An der Kathode erfolgt durch Alkaliwirkung eine Zerstörung oder Verflüssigung von Gewebe, während an der Anode durch Säurebildung eine Ätzung auftritt, die koagulierend wirkt.

Die Elektrolyse wird herangezogen, um kleinere Tumoren (Warzen, spitze Kondylome) oder Xanthome zu zerstören, und ferner zur Epilation. Der negative Pol einer konstanten Batterie wird mit einem Nadelhalter, der zweckmäßig einen Unterbrecher enthält, verbunden, in welchem eine Nadel aus Stahl oder Platin steckt. Der positive Pol steht mit einer Plattenelektrode in Verbindung, die dem Patienten angefeuchtet in die Hand gegeben wird. Man sticht die Nadel in und durch die Basis der zu entfernenden Neubildung, schließt den Strom und läßt ihn so lange einwirken, bis kleine Wasserstoffperlen als Zeichen der Zersetzung des Gewebes auftreten. Die Stromstärke richtet sich nach der Empfindlichkeit des Kranken und beträgt durchschnittlich 1—3 Milli-Ampère.

Zur Eröffnung von Abszessen und kleineren Furunkeln bedient man sich der Elektrokaustik.

Elektrokoagulation ist eine zu therapeutischen Zwecken erfolgende Zerstörung (Koagulation) von Geweben mittels eines Diathermiestromes, der seiner Wirkung nach einer Verbrennung dritten Grades gleicht. Man arbeitet bipolar mit einer aktiven, zur Koagulation bestimmten Elektrode und mit einer inaktiven, thermisch unwirksamen, die dazu dient, den Stromkreis durch den Körper zu schicken. Der thermische Effekt wird dadurch erzielt, daß man eine kleinflächige Elektrode, die eine hohe lokale Stromdichte ergibt, auf die zu koagulierende Stelle aufsetzt und als inaktive Elektrode eine solche von großer Fläche möglichst diametral anordnet. Aktive Elektrodenfläche und Stromstärke (also die Stromdichte) wird im allgemeinen so gewählt, daß die an einer Weißfärbung der Haut erkenntliche Wirkung innerhalb weniger Sekunden eintritt. Die Koagulationswirkung reicht um so weiter in die Tiefe, je größer die Fläche der aktiven Elektrode ist und je länger die Stromeinwirkung dauert. Wählt man als aktive Elektrode eine Nadel, also eine extrem kleine Fläche, so führt die Berührung der Spitze mit der Haut zur Bildung eines kleinen, aber überaus heißen Lichtbogens, der eine Zerstörung des Gewebes herbeiführt. Durch lineares Bewegen der Nadelspitze auf der Körperoberfläche kann man einen glatten Schnitt erzielen (Kaltkaustik). Da die bei Anwendung eines Hochfrequenzstromes eröffneten Blut- und Lymphbahnen sofort thrombosiert werden, kommt es zu keiner Blutung. Die Koagulation kleiner Fibrome, Kondylome, kleiner Epitheliome, Hämangiome, Warzen, Xanthome, flacher Naevi pigmentosi, Teleangiektasien gibt gute Resultate. Eine besondere Indikation bildet die Hypertrichosis, deren Epilationseffekt kosmetisch besser ist als der durch Elektrolyse.

Zur Kältebehandlung mittels Kohlensäureschnees wird die aus einer Bombe mit flüssiger Kohlensäure ausströmende Kohlensäure in einem vorgehaltenen kleinen Lederbeutel aufgefangen; die Kohlensäure schlägt sich dort als Schnee nieder. Die Formung des Schnees geschieht durch Pressen in Formen aus Hartgummi-, Holz-, Zelluloid- oder Ebonitgefäßen. Die verdunstende Kohlensäure entwickelt eine Temperatur von minus 80—90° C. Die auf die Haut gepreßten Würfel rufen nach 5—10 Minuten eine Vereisung der betreffenden Stelle hervor. Stärke des Druckes und Zeitdauer modifizieren die Wirkung.

Therapeutisch läßt man den Kohlensäureschnee 10—30 Sekunden auf die erkrankte Stelle einwirken. 10—20 Minuten nach erfolgter Vereisung tritt neben Röte eine leichte Schwellung und Quellung und bei empfindlicher Haut (Kindesalter, Gesicht und Gelenkbeugen) schon eine blasige Abhebung auf. Bei einer Einwirkungsdauer von 30 Sekunden erfolgt nach 1—24 Stunden eine Blasenbildung. Läßt man den Kohlensäureschnee 1—1½ Minuten einwirken, so kommt es zur Verschorfung des Papillarkörpers bis zur Bildung von Ulzerationen. Die Kohlensäureschneevereisung kann bei allen zirkumskripten chronischen Hautveränderungen (Naevi, Epitheliome, Lupus erythematodes, Keratom, Keloid, Warzen, Schwielen), ferner bei Rhinophym, Rosacea und anderen Affektionen verwendet werden.

Was die Lichttherapie betrifft, so haben die Lichtstrahlen eine verschiedene Wirkung: Die langwelligen infraroten und roten Strahlen üben eine Wärmewirkung aus, die kurzwelligen ultravioletten und violetten entfalten chemische Eigenschaften. Von den künstlichen Lichtquellen ist das Kohlenbogenlampenlicht dem Sonnenlichte am ähnlichsten zusammengesetzt. Für die Kohlenbogen-Lichtbehandlung eignet sich neben der chirurgischen die Hauttuberkulose, der Lupus vulgaris, die Tuberculosis verrucosa cutis, das Scrophuloderma, das Erythema induratum Bazin und von den Tuberkuliden besonders der Lichen scrophulosorum und die papulonekrotischen Tuberkulide.

Die als künstliche Höhensonne allgemein bekannte Quecksilberquarzlampe ist an ultravioletten Strahlen reich. Bei Hautkrankheiten wird je nach der Ausdehnung entweder eine Allgemeinbestrahlung oder eine Lokalbelichtung vorgenommen, so beim Ekzem, bei der Alopecia areata, bei Ulzerationen mit schlechter Heilungstendenz. Beim Ekzem: Langsames Ansteigen bis zur Erythembildung nach vorsichtigem Beginn.

Zur Schälung empfiehlt sich ein sofortiges Erzeugen eines kräftigen Erythems unter Abdeckung der Umgebung. Zur Anregung der Proliferation: Erzeugung eines stärkeren Erythems und öfteres Wiederholen.

Die Umgebung der zur Bestrahlung belichteten Haut wird mit schwarzem Papier oder mit Kleidungsstücken abgedeckt oder mit einer Lichtschutzsalbe (Ultrazeozon, Antilux) eingerieben. Bei Furunkulose empfiehlt sich neben Allgemeinbestrahlung die lokale Belichtung; ebenso bei Akne. Oberflächliche Dermatomykosen reagieren auf eine kräftige Belichtung sehr gut.

Zur Kompressionsbehandlung, namentlich des Lupus vulgaris, der Akne, der Alopecia areata eignet sich die Kromayersche Quarzlampe, die nach einem ähnlichen Prinzipe gebaut ist wie die Bachsche Höhensonne.

Anhangsweise sei auch auf die schädigende Wirkung des Lichtes verwiesen, die eintreten kann, wenn das Licht zu intensiv oder zu lange eingewirkt hat oder wenn das betreffende Individuum gegen Licht überhaupt überempfindlich ist. Bei Überempfindlichen kann es sich entweder um eine exogene Sensibilisation durch per os zugeführte Substanzen (Fagopyrismus, Kriegsmelanose, wahrscheinlich Pellagra) oder durch Auftragen von Lichtschäden produzierenden Körpern auf die Haut (Vaselinoderm) oder durch endogene Sensibilisation (Xeroderma pigmentosum, Haematophorphyrin bei der Hydroa vacciniformis) handeln. Auch der Lupus erythematodes gehört zu den lichtempfindlichen Dermatosen; daher bei dieser Erkrankung Vorsicht vor Licht geboten ist. Keine Höhensonne- oder andersartige Bestrahlung. Zur Behandlung der Lichtüberempfindlichkeit wird die Applikation von lichtabsorbierenden Substanzen (Ultrazeozon, Antilux, Äskulin, 5—10%ige Chininbisulfatsalbe, 10%iger Tanninalkohol) empfohlen. Zur Desensibilisierung der Haut gegen Licht wird innerlich täglich 0.25 Resorcin per os oder eine vorsichtige, allmählich in der Intensität steigende Bestrahlung mit Höhensonne oder einer Kohlenbogenlichtlampe empfohlen. Die größte Gefahr für lichtüberempfindliche Kranke bildet die an ultravioletten Strahlen reiche Frühjahrssonne.

Die Röntgen-Hauttherapie soll hier nur kurz gestreift werden. Von den Erkrankungen der behaarten Kopfhaut sind der Favus, die Trichophytie und die Mikrosporie diejenigen Dermatosen, bei denen eine vorübergehende Epilation mit nachfolgender Salbenbehandlung die Methode der Wahl darstellen. Die Epilationsdosis, die dabei verwendet wird (bei Kindern 4—5 H (Holzknecht-Einheiten), bei Erwachsenen 6—7 H durch 2 Millimeter Aluminium gefilterte Strahlen), bewirkt eine temporäre Epilation, ohne die Pilze zu vernichten. Auch bei der Behandlung der Folliculitis decalvans und der Sycosis coccogenes kann eine Röntgenepilation die übliche Therapie unterstützen. Nach Arzt und Fuhs bildet die Dauerepilation der Haare (8—9 H gefiltert durch 4 Millimeter Aluminium) bei der Dermatitis papillaris capillitii (Folliculitis sclerotisans nuchae) eine wichtige Bedingung zur Abheilung dieser Erkrankung. Von den Hauttuberkulosen eignet sich der Lupus vulgaris, das Scrophuloderma, die tuberkulösen Lymphome für die Röntgenbehandlung, während das Erythema induratum Bazin, der Lichen scrophulosorum und die papulonekrotischen Tuberkulide eher mit ultravioletten Strahlen angegangen werden sollen. Bei der Aktinomykose wird die Kombination großer Jodkaliumdosen mit Röntgenstrahlen empfohlen. Von den Ekzemen eignet sich nur die chronische Form für die Röntgentherapie. Sehr gut reagieren die Hautkarzinome, die Pagetsche und die Bowensche Erkrankung.

Auch die Radium-Therapie, die Vorzügliches bei der Behandlung gewisser Fälle von Schleimhaut- und Hautlupus, bei bösartigen Geschwülsten, bei Naevus, bei Keloiden und beim Lupus erythematodes leistet, soll hier nur als solche erwähnt werden, da sie nur in die Hand eines erfahrenen Therapeuten gehört.

B. Spezieller Teil.

1. Pharmakologische und therapeutische Beeinflussung der Hautoberfläche und der Haut als Ganzes.

Die Haut hat nicht nur den Körper gegen die Umwelt abzuschließen, sondern ihn vor Austrocknung zu schützen, sie ist das periphere Organ der Wärmeregulierung, sie verhindert das Eindringen pathogener Mikroorganismen und spielt in immunbiologischer Beziehung eine wesentliche Rolle im Kampfe gegen die Infektionskrankheiten.

Die normale Haut reagiert sauer, sie ist mit einem „physiologischen Säuremantel" (Schade und Marchionini) umgeben. Dieser saure Charakter der Haut wird gewahrt durch das „Puffervermögen" der Zellen und Gewebe, genau so wie das Festhalten eines bestimmten Alkaligrades im Blute durch seine Puffersubstanzen bedingt ist. So konnte gezeigt werden, daß das Blutserum von Ekzematikern alkalisch reagiert, während der Inhalt von Ekzembläschen saure Werte aufweist. Bei pathologischen Zuständen kann durch mangelhafte Regulation des Puffervermögens ein Umschlagen der Reaktion eintreten. Entzündliche Gewebe haben eine hohe Pufferungskraft; sie hängt mit dem gelegentlichen Überschusse an Alkali zusammen; zur Hauptsache aber ist sie wohl darauf zurückzuführen, daß dem Gewebe, dank seiner reichlichen Durchblutung, dauernd organische und anorganische Puffer zugeführt werden. Ferner werden die beim Entzündungsvorgange reichlich auftretenden Säuren durch das im Blute kreisende Alkali neutralisiert und abgepuffert. Die sogenannte „Alkalireserve" im Blute (das ist die Summe der im Blute als Bikarbonate vorhandenen Substanzen, die zur Neutralisation von Säuren dienen, die im Verlauf des Stoffwechsels auftreten) spielt eine große Rolle.

Für die Pharmakologie der Haut sind diese Beobachtungen insofern von Wichtigkeit, als sie uns den Wirkungsmechanismus der „Hyperämie als Heilmittel" von einer neuen Seite beleuchten: Künstliche Durchwärmung, sei es durch Thermophor, sei es durch strahlende Wärme oder als Stauungshyperämie nach Bier, veranlaßt ein Zuströmen von alkalischen Gewebssäften und Puffersubstanzen, welche einerseits die lokale, bei Entzündungen auftretende Azidose zu neutralisieren imstande sind, andererseits bewirken, daß nach entsprechender Pufferung das Säure-Alkali-Gleichgewicht möglichst bald wieder hergestellt wird. Wir können eine Pufferwirkung durch äußerliche Applikation erhöhen, indem wir die (gut gepufferte und gut puffernde) essigsaure Tonerde zu Umschlägen verordnen.

Unter den regulierenden Vorgängen des Säurebasengleichgewichtes nimmt das Atemzentrum eine hervorragende Stellung ein, da es durch Beeinflussung der Lungenventilation den Gehalt des Blutes an Gesamtsäure erhöht. Als Puffersubstanz im Blute sind die Phosphate, das Kohlensäurebikarbonatgemisch, die Alkaliproteinate und das saure Hämoglobin zu nennen.

Untersuchungen über den Säurebasenhaushalt bei Dermatosen konnten zeigen, daß bei der Urtikaria eine Verschiebung der Alkalireserve vorliegt. Daher wurde bei dieser Hautkrankheit eine Alkalitherapie empfohlen, wobei die intravenöse Einverleibung von 20—50 Kubikzentimetern einer stets frisch zu bereitenden 4%igen, nicht aufgekochten Lösung von Natrium bicarbonicum purissimum sterilisatum Merck der internen Verabreichung vorzuziehen ist. Die schnelle Abheilung mancher hartnäckiger Urtikariafälle nach subkutaner Einspritzung von Lobelin hat dieselbe Dynamik, da das Alkaloid der Lobelia inflata elektiv das Atemzentrum angreift (Dosierung subkutan oder intramuskulär 0.01).

Aber auch für die günstige Wirkung des Aderlasses bei Urtikaria käme neben den Kolloidveränderungen des Blutes noch folgende Erklärungsmöglichkeit in Frage. Nach einem Aderlasse wird die Atmung bei unverändertem Minutenvolumen flacher und frequenter. Die Sauerstoffbindung und die Kohlensäureabgabe nehmen bei steigendem Blutverluste ab. Diese Veränderungen wirken auf das Atemzentrum, das als übergeordnetes Organ die Vorgänge des Säurebasengleichgewichtes reguliert.

Die Erhaltung der sauren Reaktion der Haut ist aber von Wichtigkeit, weil das Wachstumsoptimum für eine ganze Reihe pathogener Mikroorganismen bei schwach alkalischer Reaktion liegt. Das Bestreben des Organismus, diese saure Reaktion zu erhalten, kann durch unsere therapeutischen Bestrebungen mannigfaltig unterstützt werden. (Seite 5.)

Der Wassergehalt der Haut ist von physiologischer und pathologischer Wichtigkeit. Der Turgor der Haut, ihr Aussehen, ihre Frische ist eine Funktion von Wasserbindung und Quellung. Chemische Untersuchungen konnten zeigen, daß der Wassergehalt der Haut in verschiedenen Lebensaltern ein verschiedener ist. So ist die Säuglings- und Kinderhaut sehr wasserreich. Bei pathologischen Zuständen, bei ovarieller Adipositas, bei Akromegalie finden wir sehr hohe Wasserwerte des subkutanen Fettgewebes (Urbach).

Für die Pathologie und Pharmakologie des Wasserhaushaltes spielt die Haut eine wesentliche Rolle. Die Wasserdepots der Haut sind die ersten, welche bei Wasserbedarf entleert, bei Wasserüberfluß gefüllt werden. Nach den Untersuchungen namentlich der Wiener pharmakologischen Schule haben unsere Diuretika zwei Angriffspunkte. Sie können extrarenal wirken, indem sie durch Entquellung der Gewebs- und Blutkolloide eine Hydraemie erzeugen; sie können aber auch den Filtrations- und Resorptionsapparat der Niere beeinflussen, also hauptsächlich renal angreifen. In die erste (extrarenale) Gruppe fallen das Natriumsulfat, das Natriumbikarbonat, der Zucker, der Harnstoff und dann diejenigen Substanzen, welche den Quellungsdruck herabsetzen, wie die Kali-, Kalk- und Magnesiumsalze, das Kalomel, das Novasurol und die Schilddrüsenpräparate; in die zweite (renale) Gruppe gehören diejenigen Medikamente, die die Nierendurchblutung beeinflussen, also die Purinkörper, Theobromin, Koffein und Theophyllin. Auch die Körper der Digitalisgruppe können für sich allein eine zur Entwässerung ausreichende Diurese bewirken. Die Regulierung des Wasserhaushaltes steht unter innersekretorischem Einflusse: Schilddrüse, Hinterlappen der Hypophyse und wahrscheinlich die Epithelkörperchen sind diejenigen Drüsen mit innerer Sekretion, welche für die Regulierung des Wasserhaushaltes verantwortlich sind. Sowohl Schilddrüsenextrakt als auch dessen wirksames Prinzip, das Thyroxin, sind mächtige Diuretika. Dagegen hemmt der Hinterlappen der Hypophyse, dessen Angriffspunkt hauptsächlich in die Gewebe zu verlegen ist, die Diurese.

Dieses hier kurz Skizzierte läßt sich auch für die Dermatologie verwerten. Zunächst für die Behandlung umschriebener Hautödeme, die auf Schilddrüsenpräparate vortrefflich reagieren; auch beim Myxödem ist diese Therapie heranzuziehen, ebenso beim Ödema cutis proprium, doch auch bei stark nässenden, anderen Behandlungsarten trotzenden Ekzemen und Dermatitiden kann ein Versuch mit Salyrgan oder mit Salyrgan plus Mixtura solvens (Ammonii chlorati 8.0, Succ. liquir 6, Aqu. dest. ad 100.0) gemacht werden. (Man gibt 2 Kubikzentimeter Salyrgan intramuskulär und läßt fünf bis sechsmal täglich einen Eßlöffel der Mixtur nach dem Essen nehmen.) Allgemein gesprochen, könnte man bei allen Dermatosen, bei denen das Wasserbindungsvermögen der Hautkolloide Störungen im physikalisch-chemischen Sinne erlitten hat, versuchen, mit extrarenal angreifenden Mitteln diese Störungen zu beeinflussen.

Wenn das bisher Gesagte für den Wasserhaushalt der gesamten Haut galt, so soll im Nachfolgenden die Beeinflussung der Störungen des Hautoberflächenwassers erörtert werden. Die an der Hautoberfläche befindliche Flüssigkeit ist, von pathologischen Fällen abgesehen, in zwei Emulsionsformen mit den Hautfetten gemischt, in einer Emulsionsform vom Typus der Wasseremulgierung in Fett, wobei das Öl das Verteilungsmittel (Dispersionsmittel) und die wässerige Flüssigkeit die zu verteilende (disperse) Phase darstellt, und in einer zweiten entgegengesetzten Form, bei der die wässerige Lösung das Dispersionsmittel und das Öl die disperse Phase bildet (Fettemulgierung in Wasser). Da bei diesem Emulsionstypus das Wasser, entsprechend den Eigenschaften einer wässerigen Lösung, leicht verdunsten kann, bei der Wasseremulgierung in Fett aber die Verdunstbarkeit stark herabgesetzt oder ganz aufgehoben ist, erfolgt normalerweise sowohl eine Verdunstung des Wassers als auch eine Feuchtigkeitsansammlung so, daß die Haut trotz Wasserabgabe vor dem Eintrocknen geschützt bleibt. Bei Krankheitszuständen kann es zu Störungen kommen, bei denen die Haut wasserarm ist, aber gleichzeitig eine Störung ihres Fettgehaltes aufweist. Es erfolgt eine Entmischung der Fettwasseremulsion, welche klinisch das Bild der „rauhen Haut" (Status subeczematosus) oder das Bild der übermäßigen Fettproduktion (Seborrhoe) ergibt. Der rauhen Haut fehlen zwei Bestandteile: Wasser und Fett, die wir künstlich zuführen müssen; das Wasser soll die Hornzellen imbibieren und weich machen, das Fett die Verdunstung des Wassers verhindern. Dieser Status subeczematosus tritt ganz besonders nach Seifenwaschungen z. B. der Hände auf, wo der Haut ihr Fett durch die Seife entzogen wird und das Wasser leicht verdunstet. Bei einer Haut, die durch Temperatureinflüsse, häufige Alkalibenützung (Wäscherinnen) usw. schon geschädigt ist, tritt dieser Zustand noch stärker zutage und entwickelt sich fortschreitend zu einer mehr oder minder starken Dermatitis, wie wir dies beim Wäscherinnenekzem beobachten können.

Die Therapie hat diesem Umstande Rechnung zu tragen und die fehlende Fettwassermischung künstlich zu ersetzen. Sehr geeignet erweist sich für diese Zwecke das Glyzerin, das im chemischen Sinn kein Fett ist, das man aber namentlich für das Anfangsstadium des Status subeczematosus des Gesichtes in folgender Form applizieren lassen kann: Traganth. 1.50, Glycerini, Spir. vin. aa 30.0, Aqu. destill. ad 100.0. Für diesen Zustand (Pityriasis alba faciei) empfiehlt Unna auch Betupfen mit: Acid. benzoic. 3.0, Boracis, Glycerini aa 15.0, Aqu. destill., Spir. vin. dil. aa 100.0. Ist aber der Zustand fortgeschritten, dann werden wir Wasserfett-Salben nach folgender Formel verordnen: Solution. acid. boric. 2%, Eucerini aa 20.0, Glycerini 10.0, Ung. lenient 15.0.

Tritt eine Störung der Entmischung des Fettwasseremulsionstypus in der Weise ein, daß das Wasser verdunstet und das Fett im Überschuß zurückbleibt, so kann daraus der Zustand resultieren, den man als Seborrhoea oleosa bezeichnet. Es wäre therapeutisch unzweckmäßig, bei diesen Zuständen das Fett nur durch fettlösliche Mittel, z. B. Salizylspiritus zu entfernen. Der Erfolg wäre nur ein zeitweiser. Nach kurzer Zeit würde der alte Zustand wiederhergestellt sein. In dieser Beziehung sind die neuen Untersuchungen von Schur und Goldfarb von Bedeutung, die fanden, daß die Menge der täglichen Talgsekretion davon abhängt, ob das Sekret von der Oberfläche entfernt wird oder nicht, da die einmal erreichte, individuell begrenzte Fettschicht eine weitere Sekretion hemmt. Eine gewaltsame Entfernung des Oberflächenfettes würde zwar eine momentane Besserung bewirken, aber eine erneute, vielleicht sogar gesteigerte Fettsekretion zur Folge haben. Wenn wir also gleich nach Entfernung des Fettes durch milde Maßnahmen (z. B. Seifenwaschungen), die so gereinigte Haut mit einer Fettwassersalbe leicht einfetten, bewirken wir, daß keine übermäßige Fettabsonderung stattfindet. Wir arbeiten auf diese Weise, indem wir Fett, Wasser und dessen Emulgator (bei Eucerin- und Lanolinsalben übernimmt diese Rolle das Cholesterin) der Haut zuführen, der Seborrhoe entgegen.

Sowohl bei der Hyposteatose (Status subeczematosus, Pityriasis alba) als auch beim Zustande der Hypersteatose (Seborrhoe) ist eine Behandlung mit Fetten indiziert. Allerdings kommen für beide Zustände nicht dieselben Fettarten in Frage. Während wir bei Hyposteatose Fett und Fettwasser geben werden, also jene Fette, welche den physiologischen Verhältnissen am meisten Rechnung tragen, insofern als sie auf das Moment der Wasserverdunstung Rücksicht nehmen, werden wir bei der Hypersteatose als Salbengrundlage Fette wählen müssen, welche gewissen Forderungen der Oberflächenspannung des betreffenden Fettes entsprechen. Die physikalische Chemie zeigt uns, daß aus Gründen der Oberflächenspannung ein Tropfen Petroleum jeden anderen Öltropfen auf einer Glasfläche vor sich hinzutreiben vermag. Wir werden also zur Entfernung des Fettes ein solches Fett wählen, welches das überschüssige Hautfett verdrängen kann. Für diese Zwecke eignet sich das Vaselin. (In der Kosmetik wird es z. B. zum Entschminken verwendet.) Wir können also für die Salbentherapie der Seborrhoe entweder eine Fettwassersalbe: Eucerin, Aqu. destillat. aa 20.0, Glycerini 5.0, Vaselin. 10.0 verordnen oder die Vaselin-Kühlpaste (Magn. carbon. 5.0, Vaselin., Aqu. destillat. aa 10.0) geben.

Der innige Zusammenhang des Oberflächenwasserhaushaltes mit den Fetten macht eine gemeinsame Besprechung von Wasser und Fett notwendig. Neben seiner Funktion als Regulator der Perspiratio insensibilis hat das Hautfett die Eigenschaft, eine schützende Decke zu bilden, welche die Haut vor Schädlichkeiten bewahrt. Für die Prophylaxe gewerblicher Dermatosen ist die intakte Fettschicht zur Abhaltung von schädlichen Einflüssen chemischer Substanzen von großer Wichtigkeit. So erweist es sich als zweckmäßig, daß sich Arbeiter, die mit Laugen, Kalk und Zement hantieren, ihre Hände abends gründlich reinigen und hierauf einölen oder über Nacht einen impermeablen Ölverband tragen. Morgens sollen die Hände nur trocken abgewischt werden und mit einem Fette, das durch Alkalien nicht verseifbar ist (Vaselin, Ung. paraffini oder dergl.), eingefettet werden, dem zur Neutralisierung des bei der Arbeit auf die Hände kommenden Alkalis Borsäure zugesetzt werden kann. Bei den Arbeiten mit Mineralsäuren kann dem Fette Bleipflaster oder Sapo viridis beigefügt werden. Chirurgen oder das ärztliche Wartepersonal, die sich viel zu waschen haben, sollten zur Verhütung der gefürchteten Dermatitis überfettete Seifen benützen.

Aber auch zur Abhaltung von Sekreten aus Körperhöhlen, welche die Haut mazerieren (Nasensekret bei der Sycosis subnasalis, Vaginalsekret beim Eczema intertriginosum) ist der normale Fettreichtum der Haut notwendig. Eine Substituierung fehlenden Fettes durch Fettsalben ist bei diesen Fällen am Platze.

Auch der Fettgehalt des subkutanen Fettgewebes ist einer pharmakologischen Beeinflussung zugänglich. Zunächst durch die Kost. Sowohl im tierischen als auch im pflanzlichen Organismus kann Fett aus Kohlehydraten entstehen. Traubenzucker und Laevulose können das Material liefern, aus dem sich die Glyzeride der Palmitin-. Stearin- und Ölsäure bilden. Von Medikamenten sind drei Substanzen befähigt, Einfluß auf den Fettstoffwechsel zu nehmen. Arsen hemmt gleich wie der Phosphor in sehr kleinen Mengen die Oxydation, es befördert das Wachstum, den Stoffansatz; nach Arsenzufuhr überwiegen die Assimilationsvorgänge über die Dissimilationsvorgänge. Aber außer der Vermehrung des Fettansatzes im Unterhautzellgewebe macht sich die Arsenwirkung dadurch an der Haut bemerkbar, daß der Turgor der Haut zunimmt, die Haut glänzender, die Haare kräftiger werden. Diese zwei Beobachtungen würden dafür sprechen, daß kleine Dosen Arsen imstande sind, die Sekretion sowohl des Talgals auch jene des Knäueldrüsenfettes zu fördern. Die Hemmung der Oxydationsvorgänge erklärt z. B. die günstige Wirkung des Arsens bei Psoriasis und Lichen ruber planus. Diese Wirkung des Arsens tritt aber nur bei Verabreichung kleiner Dosen auf. Größere Gaben haben eine zellzerstörende Wirkung zur Folge: man beobachtet Gewichtsabnahme; aus der Stickstoffbilanz ergibt sich eine Erhöhung des Eiweißzerfalles und eine Schädigung von Gewebselementen, wobei besonders empfindlich die Neubildungen sind, wie maligne Lymphome, Mycosis fungoides, syphilitische Gummata u. a. Da aber die Zellen eine verschiedene Empfindlichkeit gegen Arsen aufweisen, so können Mengen, die auf normale Gewebe noch wachstumsfördernd wirken, schon pathologische Neubildungen angreifen, so daß die assimilatorische und dissimilatorische Arsenwirkung in den meisten Fällen gleichzeitig nebeneinander einhergehen kann (Meyer-Gottlieb).

Nach Unna ist das Ichthyol ein Mittel, welches eine Verstärkung des Panniculus adiposus herbeiführen kann. Seine Dynamik ist aber anders wie die Arsenwirkung: Es beseitigt als Gefäßmittel der Haut die Widerstände in den Hautarterien und verbessert die Hautdurchblutung. Außerdem regt es den Appetit an. Die Verordnung ist: Ichthyol 10.0, Aqu. destill. 20.0; S. dreimal täglich 10—25 Tropfen in reichlich Flüssigkeit. Man kann das Ichthyol auch in Pillenform oder in Kapseln verschreiben.

Durch Anregung des Appetits wirkt auch das Insulin. Nach Insulininjektionen kann man eine beträchtliche Gewichtszunahme und Zunahme des Fettansatzes finden.

Viel schwieriger gestaltet sich die therapeutische Beeinflussung unerwünschten Fettes, sowohl der lokalisierten Fettansammlung als auch der allgemeinen Fettleibigkeit. Die vielgepriesenen physikalischen Methoden, wie Massage und Diathermie, führen selten zum Ziel. Eine Abmagerungskur, die richtig angewendet und richtig überwacht wird, vermag mitunter Erfolg zu bringen. Im allgemeinen haben wir drei Möglichkeiten, den Fettansatz im negativen Sinne zu beeinflussen: Durch Verringerung der Stoffeinnahme, durch Erhöhung der Stoffabgabe und drittens durch Medikamente. Durch entsprechende Diätkuren, durch Einschränkung von Fetten und Kohlehydrate kann man den Nährwert der Erhaltungskost um $^{3}/_{5}$ bis $^{4}/_{5}$ herunterdrücken. Die Steigerung der Stoffwechselausgaben kann durch Turnen, Sport und dgl. bewerkstelligt werden. Von Medikamenten kommen Heilquellenkuren in Betracht; durch alkalisch-salinische Mineralwässer, ganz besonders durch Magnesiumsulfatwässer, erfolgt zwar keine direkte Entfettung, wohl aber eine Entlastung des Magendarmkanals, eine Herabsetzung der Darmfäulnis und eine Änderung der Blutverteilung. Die früher vielfach herangezogenen Medikamente, wie Jod, Borsäure, Quecksilber, Palladium und Atropin werden heute kaum mehr verwendet. Von Organpräparaten wird vielfach das Lipolysin, das aus Thymus-, Hypophysenvorderlappen- und Keimdrüsenextrakten besteht, gegeben.

Von den einzelnen Bestandteilen der Zelle seien außer dem bisher erwähnten Wasser und Fett nur noch drei besprochen, die für die Pathologie und Therapie der Hautkrankheiten von Bedeutung sind: Das Kalzium, das Silizium und das Kochsalz.

In der gesunden Haut findet sich das Kalzium hauptsächlich im Bindegewebe, während es bei exsudativen und proliferativen Dermatosen in erster Linie im Epithel vorkommt; hier tritt eine Anhäufung auf, die in ihrer Lokalisation gewisse Unterschiede bei den verschiedenen Dermatosen zeigt. Weiters wurden durch Gans Zusammenhänge zwischen Kalziumverschiebung und Permeabilitätssteigerung aufgedeckt.

Für die Therapie spielt das Kalzium eine große Rolle. Kalzium ist ein für das Gedeihen von Mensch und Tier wichtiges

Kation. Denken wir an die Bedeutung der Kalziumsalze für die verschiedenen Organe, namentlich für das Herz, für den Vorgang der Blutgerinnung, für die Phagozytose u. a. Die Untersuchungen der pharmakologischen Schule von H. H. Meyer brachten wichtige Aufschlüsse über die Pharmakologie des Kalkes. So wurde gefunden, daß die durch Senföleinträufelung erzeugte Hyperämie und Chemosis des Kaninchenauges nach Kalkanreicherung ausbleibt, ebenso die experimentell gesetzten Pleura- und Perikardergüsse; auch wird am Versuchstier die Reaktivität der Haut durch Kalkzufuhr wesentlich herabgesetzt. Als Ursache dieser Erscheinung wird eine Erhöhung der Gerinnbarkeit des Blutes, eine Herabsetzung der Gefäßdurchlässigkeit und eine Abdichtung der Gefäßwände angenommen. Allgemein gesprochen, ist das Kalzium befähigt, die Reaktion der Zellen gegen Schädigungen jeder Art einzuschränken und zu hemmen. Es übt auf das vegetative Nervensystem eine beruhigende Wirkung aus, die durch Brom verstärkt werden kann. Auf Grund dieser experimentellen Befunde wurde die Kalktherapie bei verschiedenen Krankheiten versucht. Für Dermatosen wurde Kalk empfohlen bei juckenden Hautkrankheiten, bei Hydroa aestivalis, bei Urtikaria, Erythromelalgie, Parapsoriasis, Purpura, angioneurotischen Ödemen, Bromoderma.

Kalzium wird entweder innerlich oder intravenös gegeben. Bei subkutaner Injektion kann es leicht zu Schorfbildung kommen. Von Kalziumpräparaten seien erwähnt: Das Kalziumchlorid (Calcium chloratum) 0.25—1.0 zwei- bis viermal täglich in Milch, sirupösen oder schleimigen Flüssigkeiten; das Calcium lacticum 0.5—1.0 zwei- bis viermal täglich; das Afenil, das ist eine 10%ige Lösung von Kalziumchloridharnstoff (10.0 intravenös). Sehr gut wirkt glukuronsaures Kalzium („Calcium Sandoz"), von dem man dreimal täglich einen Kaffeelöffel verordnet. Die chemisch-pharmazeutische Industrie hat eine Menge Kalkpräparate auf den Markt geworfen, denen allen die oben beschriebenen Wirkungen in mehr oder minder ausgeprägtem Maße zukommen.

Von Nebenwirkungen sei die bei der Kalktherapie auftretende Obstipation erwähnt, die durch Einflußnahme auf das vegetative Nervensystem bedingt ist. Bei intravenöser Einspritzung von Kalksalzen entsteht ein starkes Hitzegefühl, das vermindert oder ganz vermieden werden kann, wenn man die Injektion in die Blutbahn sehr langsam vornimmt.

Äußerlich appliziert, entfalten die Kalziumsalze eine adstringierende Eigenschaft, die auf einer kolloidverfestigenden geloiden Wirkung auf die Zellen beruht. Diese Kolloidverfestigung betrifft namentlich die Plasmahaut; die Zellmembran wird derber und weniger durchlässig. Wird Kalkwasser (Aq. calcis) auf nässende Flächen appliziert, so verbindet sich das Kalziumhydrooxyd mit den Fettsäuren zu unlöslichen Seifen und verdrängt so die lipoiden Bestandteile der Gewebe. Durch die kohlensauren Salze des Sekretes wird Kalziumkarbonat ausgefällt, das als feiner Niederschlag eine schützende Decke für das darunter liegende Gewebe bildet; da es die bei der Entzündung auftretende lokale Azidose zu neutralisieren vermag, kann es in diesem Sinne als Antiphlogistikum wirken. Daher liefert es vortreffliche Dienste bei der Behandlung von Verbrennungen als Brandliniment (Ol. lini, Aq. calcis aa partes aequales). Als alkalische Kühlpaste verschreibt es Unna: Ol. lini, Aqu. calcis aa 20.0, Cretae albae, Zinci oxyd. aa 30.0.

Die Kalziumtherapie ist bei exsudativen, vorzugsweise akuten Prozessen angezeigt. Bei chronischen Entzündungen, bei denen Gewebsneubildungen und Gefäßveränderungen bestehen, ist keine Wirkung zu erwarten. Die akut exsudative Dermatitis, das Erythem und die Urtikaria werden durch Kalkbehandlung ebenso günstig beeinflußt wie die katarrhalischen Entzündungen der Schleimhaut. Es muß aber festgestellt werden, daß einige Autoren keine sonderliche Wirkung von der Kalktherapie sahen.

Ähnlich wie Kalk wirkt A t o p h a n (Phenylchinolinkarbonsäure) auf die Haut: Es übt eine entzündungshemmende analgetische und antipyretische Wirkung aus. Da es die Harnsäureausscheidung steigert, ist sein Hauptindikationsgebiet das Ekzem bei Gichtkranken. Bei Entzündungen der Haut, bei denen Störungen des Purinstoffwechsels vorliegen, wirkt Atophan besser als Kalk. Man gibt 3—5mal täglich 0.5—1.0 Atophan in Tabletten oder Pulver mit etwas Natrium bicarbonicum und viel Wasser, um eine Reizwirkung im Magen zu vermeiden. Nach drei Tagen Anwendung folgt einige Tage Pause. Zur intravenösen Injektion wird Atophannatrium und Atophanyl verwendet, ein Gemisch von Atophannatrium und Natriumsalizylat.

Es sei an dieser Stelle darauf verwiesen, daß einige zentralanalgetisch wirkende Substanzen eine Antiphlogose vom Blute aus veranlassen können und auf diese Weise entzündungshemmend wirken.

In die Gruppe dieser Substanzen gehört das P y r a m i d o n, das bei hartnäckigen Ekzemen der Kinder, und das Chinin, das zur Behandlung des Erysipels empfohlen wurde. Es ist bei dieser Behandlungsart zweckmäßig, diese Medikamte in dosi refracta oft zu verabreichen, um die durch diese Mittel bedingte Areflexie möglichst lange bestehen zu lassen.

Auf Grund von Untersuchungen, nach denen im Alter eine Abnahme des Kieselsäuregehaltes in allen Organen erfolgt, wurde Zufuhr von Kieselsäure bei Erkrankungen der alternden Haut (Pruritus senilis) vorgeschlagen, um diesen Fehler in der chemischen Zusammensetzung auszugleichen. Eine Reihe von der Volksmedizin entstammenden Teearten enthalten Kieselsäure, so z. B. der Schachtelhalm (Equisetum arvense), das Hohlzahnkraut (Galeopsis), der Vogelknöterich (Polygonum aviculare). Einige von ihnen werden unter dem Namen Lieber'sche Brustkräuter oder Blankenheimer-Tee gegen Lungentuberkulose gegeben. Man kann diese Kräuter folgendermaßen verschreiben: Herba equiseti 75.0, Herb. Polygoni 150.0, Herb. Galeopsidis 50.0; D. S. 2 Eßlöffel werden mit einer Teetasse Wassers auf eine halbe Tasse eingekocht; drei solcher Schalen sind täglich zu trinken. Von ähnlichen Voraussetzungen ausgehend, empfahl Unna beim Pemphigus chronicus und foliaceus die innerliche Behandlung mit Kieselsäure; er verschrieb sie in Form von Pillen: Natr. silic., Adipis lanae anhydr. aa 10.0; M. f. pil. No. 100; Consp. cum terra silicea. Er empfahl, alle Hautleiden, bei denen man Ursache hat, eine Festigung der Stachelschichte zu wünschen, innerlich und äußerlich mit Kieselsäure zu behandeln. Am zweckmäßigsten erweist sich die intravenöse Applikation; man gibt 0.5—1.0—2.0 einer 1%igen wässerigen Lösung von Natr. silic. purissimum Merck.

Die Haut stellt das wichtigste Chlordepot des Körpers dar. Die Erkenntnis der Bedeutung des Kochsalzes für die Dermatologie ist neueren Datums. So wurde festgestellt, daß beim Pemphigus eine Störung im Kochsalzstoffwechsel vorliegt: Zur Zeit des vollen Ausbruches findet eine beträchtliche Kochsalzretention statt, die mit eintretender Heilung allmählich verschwindet. Auch bei der Dermatitis herpetiformis Duhring wurden ähnliche Verhältnisse gefunden, nur ist die Intensität der Kochsalzretention bei dieser Dermatose geringer als beim Pemphigus. Auch bei anderen blasenbildenden Affektionen wurden Kochsalzretentionen bei verminderter Natriumchloridausscheidung festgestellt.

Als Ursache dieser Kochsalzretention wird der immens gesteigerte Eiweißstoffwechsel beim Pemphigus verantwortlich gemacht.

Diese wichtigen Befunde lassen sich pharmakologisch verwerten, indem sie besonders für die Therapie des Pemphigus und der Dermatitis herpetiformis Duhring herangezogen werden können. Da wir heute über die Ätiologie des Pemphigus völlig im Unklaren sind, so werden wir zunächst versuchen, durch das von R. O. Stein angegebene Plasmochin diese Dermatose zu behandeln, dann aber den gesteigerten Eiweißstoffwechsel zu beeinflussen, um durch eine Herabsetzung des Eiweißumsatzes auf eine Eiweißersparnis hinzuwirken. Es ist daher naheliegend, zur Bekämpfung des gesteigerten Eiweißzerfalls „die natürliche Abwehraktion des Organismus, die Kochsalzretention, durch Salzgaben zu unterstützen" (Urbach), also bei dieser Erkrankung 10.0—20.0 Kochsalz pro die, auf den Tag verteilt, zu geben. Diese Kochsalztherapie hat sich bei der Dermatitis herpetiformis Duhring bewährt. Was das Plasmochin anlangt, das von einer Reihe von Autoren mit gutem Erfolge beim Pemphigus gegeben wurde, so dürfte seine Wirkung noch eine andere als die supponierte ätiotrope Komponente sein. Das Plasmochin ist ein Chininersatzpräparat; nun haben alle Untersuchungen übereinstimmend ergeben, daß die Eiweißzersetzung durch Chinin gehemmt wird, d. h. daß nach den Ergebnissen der Stickstoffbilanz weniger stickstoffhaltiges Material zersetzt wird als ohne Chinin. Es wäre daher anzunehmen, daß die günstige Beeinflussung des Pemphigus durch Plasmochin nicht so sehr eine ätiotrope Therapie darstellt als den Effekt einer Herabsetzung des Eiweißumsatzes. Zweckmäßiger wäre das Plasmochinum compositum zu geben, das neben Plasmochin noch Chinin enthält. In der Dosierung des Plasmochins sollen Dosen über 0.1 pro die (fünfmal täglich 0.02) nicht überschritten werden; das Optimum der Wirkung scheint bei einer Dosierung von 3—5mal täglich 0.02 zu liegen. Bei der Plasmochinbehandlung soll man immer Pausen von 3—4 Tagen einschalten. Von Nebenwirkungen der Plasmochintherapie werden berichtet: krampfhafte Leibschmerzen, die zuweilen mit Erbrechen einhergehen, und Zyanose, die auf Bildung von Methämoglobin im Blute beruht; es wurde auch über Vergiftungen berichtet, die letal endeten. (Das Plasmochinum compositum enthält in Drageeform je 0.01 Plasmochin und 0.125 Chinin.)

Von den Eiweißkörpern der Haut sei hier nur auf das Keratin verwiesen, weil es für die Pharmakologie der Hautoberfläche von Bedeutung ist. Die Keratine sind der Hauptbestandteil des Horngewebes und gehören zu den Proteiden; sie sind durch ihre mehr oder minder große Widerstandsfähigkeit gegen Verdauungsfermente und durch ihren hohen Schwefelgehalt gekennzeichnet. Keratin ist keine einheitlich chemische Substanz, so daß es zweckmäßiger ist, von „Keratinen" als den Grundsubstanzen der verhornten epitheloiden Gebilde zu sprechen. Für die Keratine gilt das Menschelsche Gesetz der Säurefestigkeit und Alkaliempfindlichkeit. Die Untersuchungen Menschels ergaben, daß Lauge bei den Nägeln eine starke Quellwirkung hervorruft, während Säuren wirkungslos sind. Bei den Haaren ergeben sich ähnliche Verhältnisse: auf Laugenzusatz erfolgt eine rasche Überdehnung, fast vollständiger Verlust der Elastizität und abnorm herabgesetzte Reißfestigkeit. Doch ist die Einwirkung der Alkalien auf die Haare ein reversibler Prozeß: durch Auswaschen klingt die Alkaliwirkung bald ab. Sulfhydrate wirken anders wie Alkalien: es tritt keine Überdehnung des Haares auf, wohl aber versagt die Tragkraft des Haares vollständig, es wird brüchig. Auch das Haar ist Säuren gegenüber unempfindlich. Bei der Quellwirkung von Säuren und Basen auf die Haut ist der Effekt auf die Keratinsubstanz und auf die Hornalbumosen (ein durch Pepsinsalzsäurewasser verdaulicher Eiweißinhalt der Zellen des Rete Malpighii) gerichtet. Alkalien quellen die Keratinscheide der Hornzellen und die Hornalbumosen. Dagegen übt Essigsäure keinen Einfluß auf die Keratinsubstanz aus, bringt aber die Hornalbumosen zur Quellung.

Diese hier nur summarisch wiedergegebenen Untersuchungen Menschels sind für die Pathologie und Pharmakologie der Haut von wesentlicher Bedeutung. Sie erklären uns beispielsweise die Onycholysis der Wäscherinnen, die Dynamik der Sulfhydrate als Depilatorien und erklären uns die Pharmakologie der Salizylsäure und des Resorzins in der Dermatologie.

Sie sind aber auch für das Verständnis der Therapie oberflächlicher Dermatosen von Bedeutung. Das Gesetz der Alkaliempfindlichkeit und Säureresistenz hat folgende praktische Wichtigkeit: Die Seifenbehandlung — sei es mit Natron- oder Kaliseife — stellt die mildeste Form der Hautkeratolyse dar. Man kann sie heranziehen, um der Proliferation der Hornzellen entgegenzuarbeiten (bei Acne vulgaris, Acne rosacea usw.). Soll man eine energische Seifenwirkung auf der Haut erreichen, so läßt man den Seifenschaum eintrocknen. Es erfolgt eine Desquamation der obersten Hornlamellen, ein Vorgang, den wir uns bei der Behandlung der Pityriasis rosea oder der oberflächlichen Trichophytien zunutze machen. Den intensivsten Grad der Schälung erzielen wir mit der Kaliseife (Sapo kalinus); auch bei dieser Seife können wir ihre Wirkung verstärken, wenn wir den Schaum eintrocknen lassen.

Die Resorptionsfähigkeit der Haut ist von verschiedenen Faktoren abhängig: Zunächst von der Substanz selbst, dann vom Zustande der Haut. Die Resorption von der Haut aus ist bei lipoidlöslichen Substanzen direkt möglich. Nichtlipoidlösliche können in feinverteiltem Zustande in einem lipoidähnlichen Vehikel zur Aufnahme gebracht werden. Wichtiger erscheinen die Maßnahmen, welche die äußersten Hautschichten auch für lipoidunlösliche Körper in wässeriger Lösung durchgängig machen; sie bestehen darin, daß die Wasserverdunstung durch abschließende, für Wasser weniger durchgängige Verbände (Salbenverbände, Pflaster) behindert wird. Infolge Lockerung der Epidermistextur können nunmehr auch nichtlipoidlösliche Substanzen aufgenommen werden, wobei für das Eindringen der Medikamente in die tieferen Lagen auch die unter dem Verbande geänderte Zirkulation von Bedeutung ist. Experimentell wurde festgestellt, daß die Haut nicht überall gleich resorbiert. Die Haut schwarzer Tiere resorbiert langsamer als die Haut weißer. Aber auch der Zustand der Haut ist für die Resorption maßgebend; Entzündung der Haut beschleunigt die Resorption. Die Unterschiede der Resorption haben zum Teile ihre Ursache im verschiedenen Quellungsvermögen der einzelnen Hautelemente.

2. Pharmakologische und therapeutische Beeinflussung der Oberhaut.

Für eine pharmakologische Betrachtung der Wirkung der Medikamente auf die Haut eignet sich auch heute noch am besten das alte Unnasche Einteilungsprinzip, allerdings mit gewissen Einschränkungen, die die neuen Untersuchungen zutage gefördert haben. Konnte doch gezeigt werden, daß einige Substanzen je nach der Konzentration, in welcher sie gegeben werden, bald auf die Basalschicht, bald auf die Stachelschicht, dann auch auf das Stratum corneum einwirkten. Wir müssen daher das starre Unnasche System verlassen, dabei aber den Angelpunkt der Unnaschen Betrachtungsweise, den Verhornungsprozeß und die Wundheilung, nach Möglichkeit berücksichtigen.

Durch Menschel wurde festgestellt, daß Alkalien imstande sind, die Keratinhülle der Hornzellen zu quellen, aber auch auf die Hornalbumosen einzuwirken. Auch den alkalischen Sulfhydraten kommt eine starke Quellwirkung zu. Denselben Effekt üben Alkohol und die Gerbmittel aus, die durch Wasserentziehung Quellung hervorrufen. Destilliertes Wasser wirkt auf die Hornalbumosen quellend ein. Auch Glyzerin wirkt auf die Hornschicht, indem es Wasser einerseits aus der Luft, andererseits aus der Haut anzieht. Dagegen üben Säuren keinen Einfluß auf die Keratine aus. Diese hier angeführten Substanzen sind Keratolytika.

Nun kommt den Alkalien noch eine andere Wirkung zu. Sie sind imstande, das Oberhautfett zu verseifen, wodurch die Hornschicht entfettet wird. Um überschüssiges Fett der Hornschicht zu entfernen, stehen uns zwei Gruppen von Körpern zur Verfügung: Die fettlösenden und die fettaufsaugenden Substanzen. In die Gruppe der fettlösenden Substanzen gehören der Alkohol, Benzin u. ä., dann alle Seifen, ferner Fette und Salben und als kräftigstes der Hebrasche alkalische Seifenspiritus (Spirit. saponat. kalin.). In die Gruppe der fettaufsaugenden Substanzen gehören die meisten in der Dermatologie verwendeten mineralischen Puder: Talcum, Bolus, Magnesia carbonica; auch Zincum oxydatum entfaltet diese Wirkung. Wenn man zur Fettaufsaugung statt Puders Schüttelmixturen anwenden will, so müssen sie ohne Zusatz von Fett bleiben.

Zu denjenigen Substanzen, welche als Schälmittel (Lepismatika) in Betracht kommen, gehören die Salizylsäure, das Resorzin und das β-Naphthol. Es sei zunächst die Allgemeinwirkung der Salizylsäure besprochen; sie entfaltet eine spezifische Wirkung beim Gelenksrheumatismus und wir verordnen in der Dermatologie die Salizylsäure oder ihre Salze und Verbindungen innerlich überall dort, wo wir eine rheumatische Ätiologie vermuten. Die antiseptische Wirkung der Salizylsäure ist stark und steht kaum der des Phenols nach. Äußerlich kommt die Salizylsäure überall dort in Betracht, wo eine „keratolytische" oder mazerierende Wirkung angezeigt ist, also in erster Linie bei den Hyperkeratosen, bei der Psoriasis, bei Clavus und Kallositäten, zur Lösung von Borken und Krusten. Die Applikationsform ist entweder in Pudern, Salben, Ölen, Alkohol oder als Pflasterzusatz. So enthält das Pulvis salicylicus cum talco, das gegen übermäßigen Schweiß verordnet wird, auf 100.0 Talc. venet. 3.0—10.0 Salizylsäure. Für die Salbenverordnung ist es zweckmäßig, die Salizylsäure vorher in Rizinusöl auflösen zu lassen; so verordnen wir zur Entschuppung der Psoriasis Acid. salicyl., Ol. ricin. aa 2.5—5.0. Vaselin., Lanolin. aa ad 50.0. Eine gut erweichende Wirkung hat eine Salizylsäure-Diachylonsalbe: Acid. salicyl., Ol. ricini aa 2.50, Emplastr. plumbi oxydat., Ol. olivar., Ung. lenient. aa ad 50.0. Zur Erweichung von Krusten, Borken und sekundären Krankheitsauflagerungen der behaarten Kopfhaut geben wir ein Salizylöl: Acid. salicyl. 5.0—10.0, Ol. ricin., Ol. olivar. aa ad 100.0. Den sehr beliebten Salizylspiritus verordnet man: Acid. salicyl. 1.0—1.5, Spirit. vin. ad 100.0. Für die Behandlung des Clavus und von Kallositäten geben wir Pinselungen mit Acid. salicyl., Acid. lactic. aa 3.0, Collod. elastic. ad 30.0, bis sich der Clavus leicht abheben läßt. Das Salizylseifenpflaster enthält 2½, 5 oder 10% Salizylsäure.

Läßt man Salizylsäure auf die Haut einwirken, so wird sie weißlich verfärbt. Durch die Einwirkung von Salizylsäure entstehen im Rete Malpighii Kolliquationsvorgänge, die zum Ablösen der ganzen Epidermis führen, während die Basalzellenschicht nicht vernichtet wird. Nach Menschel macht die Salizylsäure eine Retezytolyse und vor allem Ödem, ohne völlige Vernichtung des Rete Malpighi, das sich unter der Reizwirkung sehr rasch wieder regeneriert und eine neue Hornschicht bildet. Diese Reizwirkung zur Verhornung ist aber keine spezifische Eigenschaft der Salizylsäure; auch die Kalilauge kann in anderer Konzentration (1 : 5000) eine Epidermisierung bewirken. Die Wirkung der Salizylsäure ist also keine Keratolyse, sondern eine Retezytolyse.

In wässeriger Lösung kann die Salizylsäure im Stratum corneum eine gewisse Auflockerung der Hornzellen bewirken. Bei der Salbenbehandlung ist die Auflockerung der Epidermis Vorbedingung für die Salizylsäurewirkung. Erst wenn, z. B. durch Luftabschluß, eine Durchfeuchtung und Quellung der Hornalbumosen eingetreten ist, kann die Salizylsäure einwirken. Um also eine kräftige Salizylsäurewirkung zu erzielen, genügt es nicht, eine Salizylsäuresalbe in die Haut einzureiben; wir müssen einen impermeablen Verband machen oder die Salizylsäure als Kollodium oder in Pflasterform applizieren lassen. Die Kraft der Salizylsäurewirkung hängt von der Konzentration ab, in welcher sie verwendet wird. Die stärkste Salizylsäurewirkung tritt dann ein, wenn die Epidermis durch Luftabschluß durchfeuchtet ist; daher wirkt ein Salizylpflaster stärker als die entsprechend konzentrierte Salbe. (Als Salbengrundlage werden wir eine „Wasser in Öl"-Emulsionssalbe wählen, etwa Lanolin oder Eucerin.) Am stärksten wirkt das Salizylseifenpflaster.

Von Nebenerscheinungen, welche die Salizylsäure macht, ist darauf zu achten, daß sie von der Haut resorbiert werden kann, daher höhere Konzentrationen bei Stellen, die von der Epithelschicht entblößt sind, zu vermeiden sind. Der Urin soll auf Eiweiß, Zylinder und Blut untersucht werden. Ohrensausen, Kopfschmerzen, Erbrechen sind Erscheinungen einer Vergiftung. Bei Kindern ist Vorsicht am Platze. Bei stillenden Müttern soll man Salizylsäure vermeiden, da sie in die Milch übergeht. Salol (Salizylsäurephenylester) wird zur Bereitung von Mundwässern verwendet; bei Lippenekzem ist stets an eine Überempfindlichkeit gegen Salolmundwässer (Odol) zu denken.

Eine ähnliche Wirkung wie die Salizylsäure übt das Resorzin aus. Der Angriffspunkt des Resorzins sind die Keratine; Resorzin gerbt im weitesten Sinne die Keratinsubstanz. So wird das Haar unter Einwirkung des Resorzins spröde. Bei höheren Konzentrationen werden die Zellen des Rete Malpighii geschädigt und die Keratinsubstanz in Lamellen abgestoßen. Dieser Vorgang übt, wie wir es bei der Salizylsäure und bei der Kalilauge gesehen haben, eine Reizwirkung aus, die zur Epithelisierung führt. In diesen Konzentrationen wird die Verhornung des Epithels auch durch Einwirkung seiner reduzierenden Substanzen auf den Verhornungsprozeß beschleunigt. In hohen Konzentrationen werden die obersten Hautschichten als Hornschalen abgestoßen; es erfolgt eine Schälung. Noch stärkere Konzentrationen wirken ätzend, wobei keine Schmerzen empfunden werden. Merkwürdig ist, daß diese Schälwirkung des Resorzins nur im Gesichte zu beobachten ist; an den Händen und Armen haftet eine Resorzinmembran derart lange, daß sich eine richtige Schälung mit Resorzin allein nicht durchführen läßt. Zu erwähnen ist ferner noch, daß Resorzin eine starke Affinität zum Sauerstoffe besitzt und dadurch (namentlich in alkalischer Lösung) reduzierend wirkt.

Klinisch wird das Resorzin bei den verschiedensten Hautkrankheiten verwendet. Bei kokkogenen Eiterungen (Impetigo staphylogenes, Furunkulosis, Ekthyma) wirkt es keimtötend und entzündungshemmend, entfaltet aber auch bei tiefer Trichophytie (als 15%ige Salbe) eine Wirksamkeit. In 3%iger Konzentration (als Ehrmannsche Resorzin-Zinkpasta) hat es eine epithelisierende Wirkung namentlich bei intertriginösen Ekzemen des Afters und des Genitales. In 10—15%iger Stärke wirkt es bei Akne und Seborrhoea sicca keratolytisch. Bei 33%iger Konzentration wirkt es elektiv zerstörend auf lupöses Gewebe. Zum Ätzen von Schleimhautwucherungen und Condylomata acuminata werden hochprozentige Salben oder Resorzinpuder (20—50%) verwendet. Bei der Behandlung der Kopfseborrhoe leistet es gute Dienste. Bei Furunkeln, entzündlichen Hautinfiltraten, Epididymitis gibt man Resorzin-Alkoholumschläge. Zur Behandlung der Hyperidrosis wird es ebenfalls empfohlen. Als Antiphotokatalysator wird es bei Lichtdermatosen innerlich verordnet, und zwar 0.25 als Tagesgabe.

Es muß aber betont werden, daß Resorzin durchaus kein indifferentes Heilmittel ist. Daß Überempfindlichkeiten gegen dieses Medikament vorkommen, soll nicht im schlechten Sinne hervorgehoben werden. Es scheint, daß Resorzin namentlich durch die kindliche Haut leicht resorbiert wird und dann Schädigungen allgemeiner Art entfaltet, die der Giftwirkung durch Karbolsäure ähnlich sind und mitunter sogar zum Tode führen können. Intoxikationen können gerade dann eintreten, wenn, wie bei der Ätzbehandlung des Lupus vulgaris, die Resorptionsbedingungen für Resorzin erhöht sind. Säuglingen und kleinen Kindern soll man Resorzin nur in niederen Konzentrationen geben und nicht über zu große Flächen.

Bei Vergiftungen kommt es zu Methaemoglobinbildung. Auch von seiten des Zentralnervensystems sind Erscheinungen beobachtet worden (Schwindel, Delirien, Krämpfe); ferner kann es zu Zyanose, Atembeschwerden und unregelmäßiger Pulsfrequenz kommen. Die Ausscheidung des Resorzins erfolgt mit Schwefel- und Glykuronsäure gepaart. Der Urin ist grün bis schwarz gefärbt. Bei Vergiftung enthält der Harn Methaemoglobin.

Wir verwenden das Resorzin in 1—2%iger wässeriger Lösung zu Umschlägen bei akutem Ekzem, namentlich bei seinen nässenden Formen oder wenn eine Tendenz besteht, impetiginös zu werden. Es sei bemerkt, daß die wässerige Lösung bald nachdunkelt, aber dabei nicht an Wirksamkeit verliert. Wohl aber macht es Flecke in der Wäsche, die sich nicht leicht entfernen lassen. Wir verschreiben Resorcin. 5.0—10.0; D. tal. dos. No. V; davon wird ein Pulver in einem halben Liter Wasser aufgelöst. Die Ehrmannsche Resorzin-Zinkpaste hat folgende Zusammensetzung: Resorcin. 1.0, Zinc. oxydat., Vaselin. aa 5.0, Lanolin. ad 30.0. Als Ätzpaste beim Lupus vulgaris geben wir Resorcin. 16.5, Zinci oxyd., Lanolin aa 7.5, Vaselin. ad 50.0. Die Schälpasten mit Resorzin (Resorcin 10.0—15.0, Zinc. oxyd. 12.5, Terr. silic. 2.5, Vaselin. ad 100.0) haben eine starke Wirkung; sie werden an mehreren Tagen 1—2—6 Stunden aufgelegt, bis eine Dermatitis einsetzt. Um das Gefahrenmoment der Resorption herabzusetzen, kann man der Salbe 5—10 Tropfen einer Lösung von Adrenalin (1:1000) zusetzen. Resorzin kann auch mit anderen Medikamenten kombiniert werden. So läßt man bei Erythrasma die befallenen Stellen mit Acid. salicyl. 10.0, Resorcin. 2.0, Spirit. saponat. kalin. ad 100.0 einreiben; bei sehr trockener Haut fügt man dieser Lösung etwas Glyzerin zu. Die Haut des Skrotums ist vorher durch Einfettung zu schützen. Als Zusatz zu Haarwässern darf Resorzin bei hellen Haaren nicht gegeben werden.

Der Salizylsäure und dem Resorzin pharmakologisch ähnlich ist das β-N a p h t h o l. In schwächeren Konzentrationen wirkt es bakterizid. Es wird bei Skabies und Trichophytien verwendet, ferner als Lassarsche Schälpaste bei Akne rosacea und indurata. Infolge seiner lokalanästhesierenden Wirkung wird es als juckstillendes Mittel bei Strophulus und Pruritus benützt. Doch steht seiner Verwendung die Gefahr der Intoxikation (Nephritis) entgegen. β-Naphthol wird mit Glykuronsäure gepaart ausgeschieden. Der Harn wird grünlich, bei größeren Naphtholmengen gelbrot gefärbt. Es wird leicht durch die Haut resorbiert und kann Nephritis, Hämaturie und Urämie bedingen. Es ist bei Kranken mit Nierenaffektionen kontraindiziert. Bei Pruritus gibt man 3%iges β-Naphthol-Vaselin. Die Lassarsche Schälpaste hat folgende Zusammensetzung: β-Naphthol. 10.0, Sulfur. praecip. 50.0, Vaselin. flav., Sapon. kalin. aa 20.0. Sie wird morgens und abends dick aufgetragen und nach 10—20—30—40 Minuten abgewaschen; die behandelten Hautstellen werden mit Talcum eingepudert.

Diese Körper (Salizylsäure, Resorzin, β-Naphthol) haben also ihren Angriffspunkt nicht nur in der Hornschicht, sondern veranlassen im Rete Malpighii jene Veränderungen, die Menschel als Retezytolyse bezeichnet hat. Sie können daher nicht als „Keratolytika" im Unnaschen Sinne bezeichnet werden. Andererseits üben sie auf den Verhorungsprozeß einen Einfluß aus.

Für den V e r h o r n u n g s p r o z e ß haben zwei Faktoren eine weittragende Bedeutung: Das Wasser und der Sauerstoff. Quellung vermindert und Entquellung begünstigt die Verhornung. Demnach sind alle jene Substanzen, welche imstande sind, Wasser zu entziehen, Verhornungsmittel. Nun befördern alle jene Körper, welche Sauerstoff zu entziehen imstande sind, den Verhorungsprozeß. Es sind dies (nach Unna) Phenole, Anthrazene, schwefelhaltiger Kohlenwasserstoff, Schwefel, verharzende Öle, sowie Balsame und die Kohlehydrate.

Zu den Phenolen gehört die Karbolsäure, das Resorzin, das Pyrogallol, das β-Naphthol und der Teer.

Die äußerliche Anwendung der Karbolsäure ist wegen der Intoxikationsgefahr heute recht selten (Karbolismus); sie ist ein Protoplasmagift. Wird eine konzentrierte Karbolsäurelösung auf die Haut gebracht, so entsteht zunächst ein weißer Schorf, der allmählich seine Farbe verliert und als braune Masse, ohne Eiterbildung zu erzeugen, abgestoßen wird. Die Wirkung der Karbolsäure ist ähnlich der der Salizylsäure und des Resorzins. Der Angriffspunkt ist die Hornschicht als solche, bei der die Karbolsäure eine Nekrose hervorruft, und die Stachelschicht, die zur Mitosenbildung und Proliferation angeregt wird. Bei Anwendung von verdünnten Lösungen wird die Haut weiß und runzelig. Aber selbst Konzentrationen von 3—5% können eine Nekrose veranlassen, da Phenol die Haut leicht durchdringt. Bei längerer Einwirkung kann es zu trockener Gangrän von Fingern und Zehen kommen. Da die Nervenendigungen empfindlicher reagieren als die übrigen Gewebselemente, so erzeugt eine Karbollösung nach anfänglichem Brennen eine Anästhesie. Diesem Umstande verdankt Karbol die gelegentliche Anwendung als Antipruriginosum. Intern wird es als Darmantiseptikum und gegen Psoriasis und Lichen ruber planus gelegentlich verordnet; die Maximaldosis beträgt 0.1 pro dosi, 0.5 pro die (Acid. carbol. 1.0, Extr. et pulv. Liquir. q. s. ut fiant pil. No. C; S. 5 bis 10 Pillen täglich).

Pyrogallol (Acidum pyrogallicum) ist ein Trioxybenzol, eine stark reduzierende, sauer reagierende Substanz; beim Stehen an der Luft dunkelt die Pyrogallollösung nach. Wird Pyrogallol auf die gesunde Haut gebracht, so oxydiert es und bewirkt eine heftige Dermatitis. Die Hornschichte trocknet ein, wird verdickt, in den darunter liegenden Schichten entstehen Erweichungsherde; es kommt zu einer Kolliquation der Stachelzellen. Endlich stoßt sich die Hornschichte als pergamentartige Membran ab, worauf eine

Neubildung des Epithels erfolgt. Viel intensiver als auf gesunde Haut wirkt es auf krankhaftes Gewebe, ganz besonders auf lupös veränderte Haut. Gerade diese Wirkung befähigt es, bei der Lupustherapie herangezogen zu werden. Doch kann es wie alle Phenole durch seine leichte Resorbierbarkeit schwere Vergiftungserscheinungen veranlassen: Methaemoglobinurie, Nierenschädigung, Anurie, Uraemie, Asphyxie und Coma; Todesfälle sind mehrfach in der Literatur verzeichnet. Salizylsäure steigert die Resorption des Pyrogallols. Gradivität ist eine Kontraindikation für Pyrogallolanwendung. Da Pyrogallol in alkalischen Lösungen am wirksamsten ist, macht Unna die Alkaleszenz des Blutes für die allgemeinen Nebenwirkungen verantwortlich. Er empfiehlt daher sowohl zur Verhütung als auch zur Behandlung von Vergiftungen innerlich Salzsäure zu verordnen: Acid. muriat. dil., Spirit. muriat. aether. aa 4.0, Syr. rub. Idaei 30.0, Aqu. dest. ad 300.0; S. Bei Vergiftungen ¼—½ stündlich ein Eßlöffel zu nehmen.

Das Anwendungsgebiet der Pyrogallols ist der Lupus vulgaris, die Tuberculosis verrucosa cutis, Psoriasis und Lepra; ferner gehört das Pyrogallol zu den ältesten Haarfärbemitteln. Die Färbung wird durch häufiges Auftragen erreicht und tritt allmählich ein; Pyrogallol gehört zu den progressiven Haarfärbemitteln.

Das Hauptindikationsgebiet der Pyrogallussäure ist die Ätzbehandlung des Lupus vulgaris. Durch Pyrogallol werden die pathologisch veränderten Zellen bei Erhaltung normalen Gewebes elektiv zerstört. Die Behandlung ist allerdings sehr schmerzhaft, ganz besonders der Verbandwechsel, wenn die Wundflächen zu lange der Luft ausgesetzt werden. Es ist daher vorteilhaft, den mit Pyrogallussalbe bestrichenen Fleck für den Verbandwechsel vorbereitet schon vorher mit Salbe zu bestreichen, um ihn schnell wieder auflegen zu können. Man macht einen fünftägigen, alle 24 Stunden zu erneuernden Salbenturnus, dann erfolgt zum Abklingen der stark entzündlichen Reaktion ein fünftägiger, alle 24 Stunden ebenfalls zu wechselnder Verband mit Borvaselin. Diese Behandlung wird so lange fortgesetzt, bis keine Lupusknötchen mehr auf Glasdruck sichtbar sind. Es kann dies gelegentlich auch monatelang dauern. Neisser gab folgende Pyrogallussalbe zur Lupusbehandlung an: Acid. pyrogall., Acid. salicyl., Creosoti aa 5.0—10.0, Vaselin. flav. ad 100.0. Gegen die Schmerzhaftigkeit kann der Salbe Orthoform (5—10%) oder Anästhesin (5—10%) zugesetzt werden, wobei aber zu berücksichtigen ist, daß Orthoform eine gangränöse Dermatitis veranlassen kann. Fürst empfiehlt eine Pyrogallol-Orthoform-Salbe, die noch Traubenzucker enthält, um ihre Haltbarkeit zu erhöhen: Acid. pyrogallic., Orthoform aa 5.0, Sacchar. uvae 2.5, Vaselin ad 50.0. Es muß darauf geachtet werden, daß wegen der Resorptions- und Intoxikationsgefahr niemals große Körperflächen mit Pyrogallus behandelt werden dürfen.

Ähnlich wird die Tuberculosis verrucosa cutis behandelt.

Während wir bei der Lupusbehandlung erreichen wollen, daß Krankheitsgewebe herausgeätzt wird, haben wir bei der Psoriasisbehandlung mit Pyrogallussäure natürlich nicht dieses Bestreben. Daher soll bei dieser Erkrankung, nachdem vorher die Schuppen durch Salizyl-Vaselin, Baden und Bürsten entfernt wurden, die Pyrogallussalbe nur dünn eingerieben werden. Neben dem Chrysarobin ist die Pyrogallussäure eines der kräftigsten Antipsoriatica. Sie eignet sich insbesondere für die Behandlung der Kopfpsoriasis, wobei ihre Anwendung bei hellblondem Haar, da es dunkel gefärbt wird, zu vermeiden ist und für die Behandlung nicht allzu ausgebreitete Körperstellen. Gelegentlich treten bei der Pyrogallolbehandlung der Psoriasis Follikulitiden und Dermatitiden auf. Daher ist bei dieser Behandlung häufiges Baden zu vermeiden, da es den Ausbruch einer Dermatitis begünstigt. Für die Psoriasisbehandlung wählen wir eine 5—10%ige Salbe oder einen 1%igen Pyrogallusspiritus (Harnkontrolle!). Auch 10% Pyrogallol-Azeton (Acid. pyrogallol. 2.0, Aceton. 18.0) wird zum Einpinseln empfohlen. Eugallol (Pyrogallolmonoazetat) wird ebenfalls in Azeton gelöst (20—50%) gegeben; Lenigallol (Pyrogalloltriazetat) ist als 1—10%ige Salbe oder Paste zu verordnen. Psorigallol-Herxheimer ist eine Kombination von Pyrogallol mit Teer. Bei allen Pyrogalluspräparaten ist eine regelmäßige Harnbeobachtung (Eiweiß, Karbolismus) notwendig.

Auch bei hartnäckigem, chronischem Ekzem, namentlich bei den psoriasisähnlichen Plaques, kann man Pyrogallol verwenden. Nur muß man mit schwachen Konzentrationen (0.1—0.2%) beginnen und allmählich auf 2—5% übergehen. Französische Autoren empfehlen für diese Fälle folgende Salbe: Pyrogallol 6.0, Ol. rusci, Acid. salicyl., Ichthyol aa 10.0, Vaselin. ad 100.0; diese Salbe wird im Anfang 10 Minuten, später ¼—½—1—2 Stunden appliziert, hierauf sorgfältig mit einer mit Olivenöl getränkten Watte entfernt und die so behandelte Partie mit Zinkpaste bedeckt.

Bei Eczema marginatum kann man eine ½—1%ige Pyrogalluspaste verwenden. Auch zur Behandlung des Favus nach der Epilation mit Röntgenstrahlen kann eine schwach konzentrierte Pyrogallussalbe verwendet werden.

Wenn wir den Wirkungsmechanismus der hier besprochenen Phenole als „reduzierende Heilmittel" bezüglich Verhornung analysieren, so finden wir, daß sie zunächst alle in mehr oder minder ausgeprägter Weise auf die Hornschicht einwirken. Wie diese Einwirkung auf das Stratum corneum erfolgt, ob es dabei zur Bildung von Komplexverbindungen zwischen diesen Körpern und den Keratinen kommt oder ob das Keratin nur durch deren Reduktionsvermögen weitgreifende Änderungen erleidet oder ob die Hornalbumosen angegriffen werden, ist noch nicht näher untersucht. Klinisch dokumentiert sich diese Veränderung in der Bildung einer nekrotischen Masse. Die zweite Phase ist die Einwirkung auf das Rete Malpighii, das auch weitgehende Veränderungen erleidet (Retezytolyse?). Diese Veränderungen bilden einen Anreiz zur erneuerten Produktion der Hornschicht.

In die Gruppe der reduzierenden Phenole rechnet Unna den Teer. Der Teer ist kein einheitlich chemischer Körper, seine Zusammensetzung hängt von der Herkunft und von der Verarbeitung ab. Man kennt den Holzteer (Pix liquida), eine schwarzbraune Flüssigkeit von dicker Konsistenz, die sauer reagiert und bei der trockenen Destillation des Holzes gewonnen wird. Je nach dem Ausgangsmaterial unterscheidet man Nadelholzteer, darunter das Oleum cadini, das aus Juniperusarten stammt, und Laubholzteer, wozu hauptsächlich der Teer der Buche (Ol. fagi) und der der Birke (Ol. rusci) verwendet wird.

Das bei der trockenen Destillation der Kohle als Nebenprodukt der Leuchtgasherstellung gewonnene Produkt ist der Steinkohlenteer (Pix lithanthracis), der eine alkalische Reaktion zeigt.

Bei der trockenen Destillation von bituminösen Formationen entstehen an Kohlenwasserstoff reiche Teere, die sogenannten Schieferöle. Bei der Verarbeitung des bituminösen, fossile Fischreste enthaltenenen Gesteins wird das rohe Ichthyol gewonnen. Mit Schwefelsäure behandelt, bildet es Ichthyolsulfosäure, von der das Ammoniumsalz als Ichthyol (Ammonium sulfoichthyolicum) verwendet wird. An Stelle des Ichthyols wird aus bituminösen Gesteinen noch eine ganze Anzahl ähnlicher Präparate gewonnen, die im wesentlichen die gleiche Wirkung besitzen. Schematisch dargestellt, ergibt sich folgendes Bild:

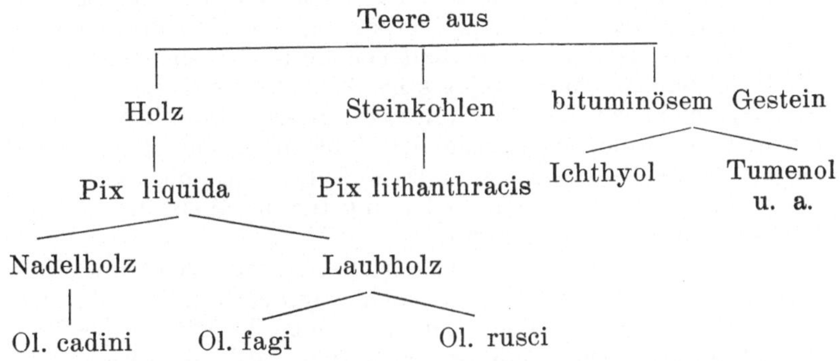

Der Holzteer ist ein Gemenge zahlreicher Verbindungen, von denen Naphthane, die Kohlenwasserstoffe Benzol, Toluol, Xylol, Naphthalin, Reten, ferner Phenole und Phenoläther (Kreosote), dann Säuren (Essigsäure, Phenolkarbonsäure) erwähnt seien. Nach Wasicky enthält der Nadelholzteer die aus dem Holze übergegangenen Bestandteile des ätherischen Öles und unterscheidet sich dadurch von den Laubholzteeren, außerdem enthält er reichlich zweiatomige Phenole. Der Buchenholzteer enthält wieder mehr zwei- und dreiatomige, der Birkenholzteer ein- und zweiatomige Phenole. Die eigentlich wirksamen Bestandteile sind die Phenole und Phenoläther: Phenol, Brenzkatechin, Kresole, Phlorole (Äthylphenol), Guajacol, Pyrogallol. Ein wesentlicher Unterschied zwischen Holz- und Steinkohlenteeren liegt darin, daß die Steinkohlenteersorten Substanzen basischen Charakters, wie Pyridin, Chinolin, Isochinolin und Chinaldin enthalten, während die Holzteere sauer reagieren.

Bei der fraktionierten trockenen Destillation des Steinkohlenteers entweichen bei verschiedener Temperatur folgende Teerbestandteile:

Bei 70—160^0 Leichtöle: Benzol, Toluol, Xylol, Cumole, Pyridinbasen;

bei 150—220^0 Mittelöle: Naphthalin, Pyridinbasen, Phenole, Kresole;

bei 220—260° Schweröle: Kresole, Naphthalin, Chinolin und andere flüssige und feste Kohlenwasserstoffe;

bei 260—400° Anthrazenöle: Grünöl, Karbolineum.

Der Rückstand bildet das Pech.

Daraus ist ersichtlich, daß das, was wir Teer bezeichnen, kein einheitlicher chemischer Körper ist, daß also die Wirkung des Teers von den in ihm enthaltenen Bestandteilen abhängt.

Eine genaue pharmakologische Analyse des Teers liegt bisher noch nicht vor. Die Wirkung ist zumeist klinisch festgestellt und harrt noch der experimentellen Erhärtung. Vor allem sei auf die chemische Reaktion des Holz- und des Steinkohlenteers hingewiesen, die vielleicht von Bedeutung für die Wahl des entsprechenden Präparates sein kann.

Die Phenole wirken antibakteriell, anästhesierend und juckstillend. Doch ist dieser Befund nicht ganz einwandfrei, da auch die von Phenolen befreiten Teere eine hohe desinfizierende Wirkung entfalten. Den Kohlenwasserstoffen wird ein keratoplastischer Effekt zugeschrieben. Über die Einwirkung der Pyridine auf die Haut wissen wir gar nichts; wir kennen nur ihre allgemeinen giftigen Eigenschaften.

Von den allgemein pharmakologischen Eigenschaften des Teers wird angenommen, daß er keratoplastisch und keratolytisch wirkt, wodurch es zu einer starken Schälung und Neubildung der verhornten Epidermisschichten kommt. Dann werden die hochsiedenden Kohlenwasserstoffe als die wirksamen Teerbestandteile angesprochen, welche für die Haut ein sehr großes Durchdringungsvermögen besitzen und antiparasitäre, resorbierende, keratoplastische und juckstillende Wirkung entfalten (Methylnaphthine). Nach Unna wird durch Teer, wenn er in die Tiefe geht, durch Sauerstoffentzug die Neubildung von Epithel und Mitosen verhindert. Damit hört die Reproduktionskraft der Stachelzellenschicht auf, die nun ohne Nachschub von neuen Epithelien sich durch weitgehende Verhornung verdünnt. Es tritt somit eine starke Verminderung des Volumens der Stachelschicht und eine Verminderung des Horndruckes ein.

Einen tieferen Einblick in die Wirkung des Teers gestattet die pharmakologische Analyse der durch Teer bedingten Schädigungen, ganz besonders das Studium der gewerblichen Schädigungen der Haut, die durch Arbeiten mit Teer und Naphthaabkömmlingen eintreten.

Die Leichtöle machen kaum spezifische Erkrankungen der

Haut; die in der Literatur beschriebenen dürften durch Beimengungen (Harze, Terpentin, Anilin) bedingt sein.

Von den Mittelölen macht das Naphthalin Erytheme und papulöse Ekzeme. Es wurde auch Anhidrosis beobachtet. Guajacol (Monomethylester des Brenzkatechins) macht an der Haut Gefühllosigkeit, gelegentlich Nekrosen.

Von den Schwerölen macht Kresol Brennen, Rötung, Kribbeln, Ecchymosen, Verätzungen. Die Schädigungen, welche beim Arbeiten mit dem aus Teer gewonnenen Grünöl auftreten, werden auf die photodynamische Wirkung des Akridins zurückgeführt. Beim Hantieren mit Karbolineum treten akneförmige Affektionen auf.

Bei Beschäftigung mit Steinkohlenteerpech treten ganz eigenartige Erscheinungen auf, die das klinische Bild der sogenannten „Pechhaut" ausmachen: Die Haut der hauptsächlich unbedeckten Körperteile ist eigentümlich braun, die Skleren gelb gefärbt; es sind „Riesenkomedonen" und Follikulitiden zu beobachten; dann treten Hyperkeratosen auf, Warzen, verruköse Papillome, Verdickung der Hand- und Sohlenfläche, öfters fleck- oder netzförmige Pigmentierungen. Diese Erscheinungen findet man bei Pech-, Brikett-, Asphaltarbeitern usw.

Die gewerblichen Schädigungen der Haut durch den gesamten Teer werden als „Teerkrätze" bezeichnet und machen ähnliche, nur noch ausgeprägtere Erscheinungen als die „Paraffinkrätze".

Durch langdauernde Pinselung mit Teer gelingt es bei Mäusen, pathologische Gewebsprodukte zu erzeugen, die mit allen Merkmalen eines echten Blastoms ausgezeichnet sind. Für die Karzinomgenese kommt nach den Untersuchungen von Br. Bloch der sehr hochsiedende (300°), in Benzol lösliche Anteil des Teers in Betracht. Doch ist die blastomerzeugende Wirkung des Teers nicht auf einzelne Substanzen beschränkt, sondern auf mehrere, wahrscheinlich miteinander chemisch verwandte homologe Stoffe, die weder Stickstoff noch Schwefel, noch Arsen enthalten.

Wenn wir die hier mitgeteilten Befunde über den experimentellen Teerkrebs mit den klinischen Angaben der Berufsschäden durch Teer und dessen Produkte betrachten, so finden wir einen auffallenden Parallelismus. Die gewerblichen Schädigungen durch die einzelnen Teerfraktionen sind wie ein klinisches Experiment, das gewisse Schlüsse zuläßt für die schädigenden und wirksamen Körper im Teer. Während die Leicht- und Mittelöle keine spezifisch bedingten Hauterscheinungen erzeugen, sind die schweren und Anthrazenöle diejenigen Teerabkömmlinge, welche gewerbliche Hautschäden auszulösen imstande sind. Teer ist ja ebenso, wie beispielsweise Opium, kein einheitlich konstant chemisch zusammengesetzter Körper; wie Opium enthält er eine Menge Stoffe, die gleichsinnig wirken, oft aber auch gewisse Haupteffekte verschleiern. Die hautschädigende und experimentell karzinogene Wirkung wird durch die hochsiedende Fraktion ausgelöst. Die Leichtöle dürften therapeutisch wirkungslos sein. Den Schwerölen kommt die Phenolwirkung zu, während Pech, Schweröl und Anthrazenöl höchstwahrscheinlich den therapeutischen Effekt bedingen dürften. Die Wirkung des Teers erstreckt sich demnach auf Haut, Bindegewebe und Gefäße. Sein Angriffspunkt dürfte zunächst das Rete Malpighii sein, worauf dann die übrigen Erscheinungen von der Keratoplastik bis zur Blastombildung folgen. Die Annahme, daß die Pechbestandteile wenig Bedeutung haben, dürfte nicht zurecht bestehen.

Warum man aber für die Hautbehandlung Teer und nicht die wirksamen Fraktionen anwendet, dürfte vermutungsweise darin seine Erklärung haben, daß eben die Leicht- und Mittelöle doch nicht als pharmakologisch indifferent anzusehen sind. Sie dürften die Teerwirkung regulieren, dürften für die Resorptionsverhältnisse maßgebend sein und verhindern, daß ein übermäßiger Effekt bei der Therapie eintritt.

Die Teerbehandlung, die schon von Plinius und Galen gegen Hautkrankheiten empfohlen wurde, im Mittelalter in Vergessenheit geriet, wurde dann von Hebra wieder in die Dermatotherapie eingeführt. Er verlangte, daß jedes Ekzem nach Beseitigung der Entzündungserscheinungen mit Teer zu behandeln sei. Er empfahl hauptsächlich den Holzteer. In letzter Zeit haben sich namentlich Jadassohn, sowie Herxheimer und deren Schüler mit der Teerbehandlung beschäftigt. Das Anwendungsgebiet des Teers ist das Ekzem, die Neurodermitis, die Psoriasis, die Trichophytie, die Acne necrotica, die Skabies, der Pruritus, der Pemphigus und die Haarerkrankungen (Pityriasis capitis, Alopecia).

Von besonderer Wichtigkeit sind Intoxikationen, die nach Teer, zumal bei Anwendung auf größere Hautbezirke, auftreten. Das erste Zeichen ist die grüne Verfärbung des Urins (Karbolharn), dann die akute Nephritis, Albuminurie, Lähmungserscheinungen seitens des Zentralnervensystems. Von geringer Bedeutung ist das Auftreten von Akne, Follikelhyperkeratosen, allergischen Erscheinungen.

Von den gebräuchlichsten Teerpräparaten seien folgende genannt:

I. Holzteere: Pix liquida (Fichtenteer), Ol. fagi (Buchenteer), Ol. rusci (Birkenteer), Ol. cadini (Wacholderteer);

II. Steinkohlenteer (Ol. lithanthracis).

Es gibt eine ganze Anzahl fabriksmäßig hergestellter Präparate, welche gewisse unangenehme Eigenschaften des Teers, wie Farbe, Geruch, umgehen wollen. Solche Präparate sind das Pittylen, ein Kondensationsprodukt des Nadelholzteers mit Formaldehyd; das Empyroform ist durch Kondensation von Ol. rusci mit Formaldehyd gewonnen. Der Liquor carbonis detergens ist ein Steinkohlenteerpräparat, das aus einem Teil Pix lithanthracis und 8 Teilen Quillajatinktur besteht. Der Liquor carbonis detergens anglicus (Alcoholic solution of coaltar) ist nach einem Geheimverfahren hergestellt. An Stelle der Quillajatinktur nahm Herxheimer eine Roßkastanientinktur (Liquor carbonis detergens cum hippocastano paratum) zur Auflösung des Teers. Der Liquor cadini detergens wird durch Lösen von einem Teil Oleum cadini in 20 Teilen Primulatinktur hergestellt. Anthrasol besteht aus einer Mischung von Steinkohlen- und Wacholderteer, bei der die Pechbestandteile und die Pyridinbasen entfernt sind. Die Teertinktur nach Sack hat folgende Zusammensetzung: Oleum lithanthracis 10.0, Benzol 20.0, Aceton 70.0. Eine Lösung von Birkenteer in Alkohol ist die Tinctura rusci. Die Leistikowsche Tinctura lithanthracis besteht aus Ol. lithanthrac. 30.0, Spir. vin. conc. 20.0, Aeth. sulf. 10.0. Ein gereinigter Steinkohlenteer, der aber eine dunkelbraune Farbe hat, ist das Liantral; es ist wenig riechend, juckstillend und nicht reizend, man verordnet es als 5—20% Salben, am besten mit Ung. caseini. Ein Nadelholzteer ist das Pitralon, eine hellgelbe, angenehm riechende Flüssigkeit, die unverdünnt verwendet wird. Carboneol ist ein Tetrachlorkohlenstoffextrakt aus Steinkohlenteer.

Was die Behandlung des Ekzems mit Teer anlangt, so muß zunächst betont werden, daß Teer im allgemeinen bei den ganz akuten und bei nässenden Ekzemen nicht gegeben werden darf. Auch das Bläschenekzem soll nicht mit Teer angegangen werden. Beim subakutem Ekzem ist darauf zu achten, daß man immer mit niederen Konzentrationen (½—1%) beginnen soll;

dann kann man bis zu 50% steigen, ja sogar reinen Teer verwenden. Beim chronischen, stark verdickten Ekzem kann man energischer vorgehen: Teertinktur oder reiner Teer führen zum Ziel.

Teer kann mit verschiedenen Mitteln, wie Schwefel, Resorzin, Salizylsäure, Hydrarg. praecip. alb. kombiniert gegeben werden. Eine ausgezeichnete Ekzemsalbe ist der Balsam nach Duret und der Balsam nach Baissade. Jadassohn benützt den Duretschen Balsam nach folgender Formel: Sulf. praecip. 8.0, Lanolin. anhydric. 30.0, Ol. lithanthrac. 15.0, Camphora 12.0, Ol. gynocard. 3.0, Vaselin. flav. 32.0. Ähnlich zusammengesetzt und in seiner Wirkung den eben genannten Salben entsprechend, ist das von R. O. Stein angegebene Sulfanthren, das entweder rein oder als 10—20—50%iger Zusatz zur Zinkpaste gegeben werden kann. Sulfanthren kann bei subakuten, auch nässenden Ekzemen und bei Gewerbedermatosen gegeben werden und verträgt auch Resorzinzusatz, z. B. nach folgender Formel: Resorc. 1.0, Zinc. oxyd., Ung. lenient. aa 5.0, Sulfanthren, Vaselin aa 10.0.

Auch für die Psoriasisbehandlung ist Teer sehr brauchbar. Es gibt einzelne Kranke mit Schuppenflechte, die ganz ausgezeichnet auf Teer reagieren. Man verwendet durchschnittlich 10%ige Oleum Rusci-Salben. Bei umschriebenen Plaques eignet sich die Tinctura rusci, für hartnäckige Psoriasisherde die Teerpinselung nach Eichhoff: Acid. salicyl., β-Naphthol aa 5.0, Ol. rusci, Sapon. virid., Ichthyol. aa 10.0, Spir. vin. ad 100.0. Für die ambulante Behandlung, namentlich für die Psoriasis des Gesichtes ist die von Jadassohn angegebene Teerpräzipitatsalbe zu empfehlen: Liq. carbon. deterg. 2.0—20.0, Merc. praecip. alb. 5.0—10.0, Adipis lanae 50.0, Ol oliv. 20.0, Aqu. destillat. ad 100.0; oder die Schäffersche Salbe: Anthrasol, Hydrarg. praecip. albi aa 5.0—10.0, Ung. lenient., Ung. simpl. aa ad 50.0. Mit der Schäfferschen Salbe kann auch die Acne necrotica behandelt werden.

Zur Behandlung des Haarausfalles bei Pityriasis sicca empfiehlt es sich, Liqu. carbonis detergens dem Haarspiritus zuzufügen, z. B. Liqu. carb. deterg. 15.0, Acid. salicyl. 2.0, Spirit. vin. Gallic ad. 150.0.

Ein weiteres Indikationsgebiet des Teers stellen die Trichophytien dar. Ein dazu sehr geeignetes Präparat ist das Ung. sulfuratum Wilkinsoni.

Auch für die Behandlung des Pruritus kann Teer (in Form

des Liqu. carb. detergens) gegeben werden: Liqu. carbon. deterg. 10.0—20.0, Zinc. oxydat., Talc. venet., Glycerini, Spirit. camphorat. aa ad. 100.0.

Doch sei nochmals darauf aufmerksam gemacht, daß Teer kein indifferenter Körper ist und bei Erkrankungen der Niere nicht gegeben werden darf. Auch bei Diabetikern ist Vorsicht geboten. Eine unerwünschte Nebenwirkung, die die meisten Teerpräparate entfalten können, ist das gelegentliche Auftreten einer Folliculitis, namentlich an den behaarten Streckseiten der Extremitäten, an den Schamhaaren und am Barte. Beim Auftreten dieser Erscheinungen muß natürlich die Teerbehandlung unterbrochen werden. An behaarten Körperstellen sind alkoholische Teerpräparate denen in Salbenform vorzuziehen. Bei jeder Teerbehandlung ist der Urin genau zu kontrollieren. Blonde und rothaarige Individuen sollen in dieser Beziehung am gefährdetsten sein.

Eine zweite Gruppe reduzierender Substanzen stellen die Anthrazene: Chrysarobin, Anthrarobin und Cignolin dar.

Chrysarobin wird aus dem Stamm des Baumes Andira Araroba als gelbes kristalinisches, in Wasser schwer lösliches Pulver gewonnen und ist kein reines chemisches Präparat (enthält ungefähr 90% Chrysarobin). Auf die gesunde Haut gebracht, bewirkt es eine schnelle keratoplastische Wirkung und „Abschiebung der Hornschicht“. Starke Konzentrationen machen eine Schwellung, Jucken und Brennen und Pustelbildung an den Haarfollikeln. Wenn die Entzündung zurückgeht, so kommt es zur Abschuppung der vorher entzündeten Haut. Wird Chrysarobin zu Chrysophansäure oxydiert, so hat es seinen heilenden Einfluß auf Ekzem- und Psoriasiseffloreszenzen verloren. Der typische Heileffekt des Chrysarobins ist in der Reduktion der Hautelemente begründet. Möglicherweise verhindert es die Neubildung von Mitosen im Stratum spinosum. Die Oxydation des Chrysarobins findet dort statt, wo ein ölsäurehältiges Sekret ausgeschieden wird. Unna meint, daß die Ölsäure des Hautsekretes das Chrysarobin in die Haut leitet. Die Wirkung ist an die Oxydation unter Beteiligung der Ölsäure gebunden. Dem Chrysarobin kommt auch eine Wirkung auf das Pigment der Stachelschicht zu. Dieses Pigment wird zwar durch Chrysarobin nicht zerstört, doch negativ chemotaktisch vertrieben (Unna); daher die weißen Flecken nach Chrysarobinbehandlung der Psoriasis. An der Hand von Pilzkulturen konnte festgestellt werden, daß nach Chrysarobinbehandlung die Pilze an den trichophytisch erkrankten Haaren zugrunde gehen.

Aus dem hier Gesagten ergeben sich die Indikationen für die Anwendung des Chrysarobins. Es ist eines der wirksamsten Heilmittel bei der Psoriasisbehandlung. Ganz besonders wirkt es in Kombination mit Teer, Salizylsäure und Schmierseife als Dreuwsche Salbe bei inveterierten Psoriasisplaques. Dann wirkt es bei chronischen, hartnäckigen Ekzemen und bei Mykosen. Von schädlichen Nebenwirkungen entfaltet es starke Reizung auf der gesunden Haut, unangenehme Konjunktivitiden, ja selbst Schädigungen der Hornhaut, gelegentlich auch Nierenreizung. Die rotbraune Verfärbung der Haut, die rote der Nägel und die gelbliche der Haare seien auch erwähnt.

Chrysarobin ist besonders geeignet für die Behandlung der Psoriasis des Rumpfes und der Extremitäten; bei der Chrysarobinbehandlung sollen Bäder vermieden werden, da sie das Auftreten von Nebenwirkungen begünstigen. Auch frische Psoriasisherde sollen nicht mit Chrysarobin behandelt werden. Bei der Chrysarobintherapie sind die Kranken auf die braunviolette Färbung der Wäsche aufmerksam zu machen, die sich nicht mehr beseitigen läßt.

Bei der Psoriasisbehandlung mit Chrysarobin soll man mit schwachen Konzentrationen beginnen. Man fängt mit einer 0.1—0.5—2%igen Chrysarobin-Zinkpaste an und geht auf 5—10—20%ige Salben über. (Chrysarobini 0.1—0.5—2.0—5.0—20.0 Past. Zinci oxydat. ad 100.0.) Für kleine Herde eignet sich Chrysarobin in Firnisform (Chrysarobin 1.0, Traumaticin oder Tinct. benzoes ad. 10.0). Auch 5—10%ige Chrysarobin-Pflaster sind für umschriebene Stellen zu empfehlen. Die Dreuwsche Salbe, die sich ganz besonders für die Behandlung veralteter hartnäckiger Herde eignet, hat folgende Zusammensetzung: Acid. salicyl., 10.0, Chrysarobin., Ol. rusci aa 20.0, Sapon. virid., Lanolin. aa 25.0. Diese Salbe läßt man 5—6 Tage lang früh und abends auf die Psoriasisherde einreiben; dann gibt man durch drei Tage eine indifferente Salbe und wiederholt dieses Verfahren.

Eine Psoriasisbehandlung hat sich demnach folgendermaßen zu gestalten: Es werden zunächst die Schuppen entfernt. Dazu eignen sich protahierte Bäder und Waschungen mit Seife und Bürste; bei hartnäckigen Fällen Ung. Diachylon oder 5—10%ige Salizylsäurevaselin; bei umschriebenen Fällen 5—10%iges Salizylseifenpflaster. Nach einigen Tagen ist die Psoriasis entschuppt; hierauf wird die Chrysarobinpaste oder die Salbe in den früher erwähnten Konzentrationen aufgetragen, wobei die Wirkung durch Zusatz von 5—10% Acid. salicyl. oder 10% Ol. rusci noch verstärkt werden kann. (Erfolgt eine starke Reizung, so wird die Behandlung ausgesetzt; Jadassohn empfiehlt zur Behandlung der Chrysarobin-Dermatitis wieder eine besonders schwache [1:1000] Chrysarobin-Salbe.) Die Chrysarobinbehandlung ist so lange fortzusetzen, bis die Psoriasisstellen hell, die Umgebung dunkel gefärbt ist. Zur Nachbehandlung empfiehlt Schäffer leicht schälende Salben (Acid. salicyl., Resorcin. aa 2.0, Ol. ricini 10.0, Vaselin. ad. 100.0).

Für die Behandlung von Ekzemen kann Chrysarobin bei hartnäckigen, einer sonstigen Therapie trotzenden chronischen Formen dieser Erkrankung (als 0.1%ige Chrysarobin-Zinkpaste) gegeben werden.

Für das seborrhoische Ekzem des Körpers (nicht für das Gesicht oder für die Kopfhaut), namentlich für die der Psoriasis nahestehenden trockenen seborrhoischen Ekzeme verwendet man: Chrysarobin., Ichthyol, aa 5.0, Acid. salicyl. 2.0, Vaselin. ad. 100.0. Diese Salbe eignet sich auch für die Behandlung von Dermatomykosen.

A n t h r a r o b i n ist ein reduzierendes Anthrazenderivat, das in alkalischer Lösung rasch Sauerstoff absorbiert und sich in Alizarin umwandelt. Es wirkt viel schwächer als das Chrysarobin. Bei Erythrasma und bei Ekzem der Mamma verschreibt man Anthrarobin 2.0, Tinct. benzoes. ad. 20.0. Die Arningsche Pinselung (Anthrarobin 2.0, Tumenolammon. 8.0, Aeth. sulf. 20.0, Tinct. benzoes. 30.0) ist bei hartnäckigen umschriebenen intertriginösen Ekzemen namentlich der Genital- und Analregion und zwischen den Zehen zu empfehlen.

C i g n o l i n ist ein Ersatzpräparat des Chrysarobins. Es gehört zur Gruppe der Oxyanthrasole und entfaltet eine 2—5mal stärkere Wirkung als Chrysarobin. Die Indikationen sind dieselben wie die des Chrysarobins. Man verordnet es: Cignolin 0.05—0.10—0.50, Benzoli ad. 50.0. Für leichtere Psoriasisfälle gibt man Cignolini 0.05—0.1, Zinc. oxyd., Talc. venet., Glycerin., Spirit. vin., Aq. dest. aa ad 100.0. Für stark hyperkeratotische Stellen: Cignolini 1.0, Ichthyoli, Resorcin aa 5.0, Ung. lenient. ad 100.0; oder Cignolini 5.0, Acid. salicyl. 10.0, Ol. rusci 20.0, Vaselin., Lanolin. aa ad 100.0. Für die ambulante Psoriasisbehandlung: Cignolin. 0.05—0.1—0.25, Hydrarg. praecip. alb., Bismuth. subnitr., Liq. carb. deterg. aa 5.0—10.0, Acid. salicyl. 5.0, Vaselin., Lanolin. aa ad 100.0.

In die dritte Gruppe der reduzierenden Mittel gehört der Schwefel. Der Schwefel wird in drei Formen in der Dermatologie verwendet: äußerlich, innerlich und parenteral.

Der elementare Schwefel kommt in mehreren Modifikationen vor, die sich durch physikalische Eigenschaften (Schmelzpunkt, spezifisches Gewicht, Krystallform) voneinander unterscheiden. Die drei Schwefelpräparate der Arzneibücher (Sulfur sublimatum, depuratum und praecipitatum) unterscheiden sich nur durch ihren Reinheitsgrad, d. h. durch größere oder geringere Beimengungen von Sulfiden, sowie durch die Größe der Einzelkrystalle, da sie prinzipiell dieselbe chemische Modifikation oder Gemische der gleichen Modifikation sind.

Zwei chemische Eigenschaften des Schwefels sind für sein Verhalten im Organismus von großer Bedeutung: Sein Vorkommen in verschiedenen Oxydationsstufen und seine Fähigkeit zur Anreicherung mehrerer Schwefelatome aneinander. An der Luft, ganz besonders in Gegenwart von Licht erfolgt eine Oxydation des elementaren Schwefels zu schwefeliger, später zu Schwefelsäure. Die niedrigste Oxydationsstufe ist der Schwefelwasserstoff, die nächsthöhere der elementare Schwefel, die höchste ist das Sulfat. Nun kann Schwefelwasserstoff weiteren Schwefel anlagern und bildet die Polyschwefelwasserstoffe H_2S_2, H_2S_3, H_2S_4, H_2S_5. Auch im Körper ist die Bildung von Polysulfiden aus Schwefelwasserstoff und Schwefel möglich, wobei Thiosulfat entsteht. Die Neigung zu Aneinanderlagerungen haben auch die organischen Schwefelverbindungen. So entsteht ja aus dem Zystein das Zystin, eine Reaktion, die reversibel ist. Die Bildung des Zystins aus dem Zystein ist als Oxydationsvorgang, die Rückbildung als Reduktion zu betrachten. Diese Reduktion ist „mit einer Oxydation anderer Stoffe verknüpft, die den zur Reduktion des Zystins notwendigen Wasserstoff liefern müssen, denn Wasserstoffverlust ist ja allgemein einer Sauerstoffaufnahme gleichzusetzen“ (Heubner).

Schwefel muß, um eine Wirkung auf der Haut zu entfalten, in eine resorbierbare Form umgewandelt werden. Dies geschieht entweder, indem sich Schwefelwasserstoff bildet, der resorbiert werden kann, oder indem bei gleichzeitiger Gegenwart von Schwefel und Schwefelwasserstoff Polyschwefelwasserstoffe entstehen, die löslich und diffusibel sind und aus denen sich wieder Schwefel besonders an sauer reagierenden Orten abscheiden kann; in den tieferen Schichten der Epidermis kann eine Wirkung des Schwefels sowie der Polyschwefelwasserstoffe erfolgen, weil dort reichlich Thiolgruppen vorhanden sind. Die Erdalkalisulfide entfalten eine hornlösende Wirkung, die an Intensität auch die quellungsfördernde Wirkung des Hydroxylons übertrifft.

Die Pharmakologie des Schwefels ist sehr kompliziert und in letzter Zeit namentlich durch die Untersuchungen von Heubner näher studiert worden. Es sei hier nur das kurz wiedergegeben, was für das Verständnis der Dermotherapie von Wichtigkeit ist.

Wird Schwefel auf die Haut gebracht, so tritt erst nach einer längeren Einwirkungsdauer eine leichte Rötung ein, wobei die Schweißsekretion vermehrt ist. Bildet sich aber Schwefelwasserstoff, so erfolgt eine akute Dermatitis.

Es wurde schon öfter darauf hingewiesen, daß bei pathologischen Zuständen Schwankungen im Säuregrad der menschlichen Oberhaut bestehen. So findet man bei nässenden oder erythematösen Ekzemformen alkalische Werte, während die Psoriasis und das trockene Ekzem sauer reagiert. Nun ist die alkalische Reaktion die Ursache, weshalb bei akut entzündlichen Prozessen Schwefel eine Verschlimmerung des klinischen Bildes bedingt, da der Schwefel bei alkalischer Reaktion seine optimale Wirkungsmöglichkeit, hornquellend und entzündungserregend zu wirken, entfaltet, während bei der Psoriasis mit ihrer sauren Reaktion die Bedingungen der Schwefelwirkung erheblich herabgesetzt sind (Gans).

Schwefel entfaltet eine keratolytische Eigenschaft, die bei der Behandlung der Skabies zur Geltung kommt. Bei der Behandlung der Akne ist die Möglichkeit, daß sich die Pusteln leicht nach außen öffnen, wodurch der Eiter entleert wird, auf die keratolytische Wirkung des Schwefels zurückzuführen. Nun entfaltet der Schwefel auch eine ausgesprochen keratoplastische Wirkung, die Unna als Folge eines Reduktionseffektes auf die Hornschicht auffaßt.

Auf die komplizierten Vorgänge des Reagierens des Schwefels mit der Thiolgruppe kann hier nicht näher eingegangen werden. Es sei nur darauf hingewiesen, daß der elementare Schwefel in prinzipiell gleicher Weise wie elementarer Sauerstoff mit dieser Gruppe des Zysteins reagiert, wobei bei der Einwirkung von Schwefel aus dem frei werdenden Wasserstoff der Thiolgruppe

Schwefelwasserstoff, bei der Reaktion mit Sauerstoff dagegen Wasser entsteht. Daher können Eiweißkörper, die in ihrem Molekül keine Thiolgruppe enthalten, mit Schwefel nicht reagieren. Gelangt also Schwefel in einer resorbierbaren Form auf die Haut, so tritt er nur mit denjenigen Zellgruppen in Kontakt, mit denen er sich kondensieren kann, die also in ihrem Molekül eine Thiolgruppe (Zystein) enthalten. Dadurch entsteht aus dem Zystein das Zystin: Der Verhornungsprozeß wird befördert und Keratin aus zysteinhaltigen Zellen gebildet. Die keratoplastische Wirkung des Schwefels ist also nicht auf sein Reduktionsvermögen zurückzuführen, sondern in diesen Fällen wird der Schwefel ähnlich wie Sauerstoff oxydiert. Der natürliche Verhornungsprozeß geht mit einer Bildung von Disulfidgruppen auf Kosten der Thiolgruppe einher. Da der Schwefel diese Veränderung veranlaßt, wirkt er keratoplastisch. Sein Angriffspunkt sind die zysteinhaltigen Zellen des Stratum germinativum et spinosum.

Dieser Prozeß findet aber nicht nur statt, wenn Schwefel durch die Haut resorbiert wird, sondern auch dann, wenn er durch die Blutbahn zu diesen Zellen geführt wird, so daß die Wirkung des Schwefels bei enteraler oder subkutaner Applikation dadurch seine Erklärung hat.

Zum besseren Verständnisse des oben Gesagten sei darauf verwiesen, daß ein Spaltprodukt des Eiweißes die Aminosäure Zystein den Schwefel als Thiolgruppe (-SH) enthält. Sie kann sich zu einem Doppelmolekül Zystin kondensieren, indem die zwei Schwefelatome zweier Moleküle aneinander treten, wobei dann das Zystin den Schwefel in der Disulfidform S-S enthält.

Andererseits entfalten Sulfide eine keratolytische Wirkung, die ganz besonders den Sulfhydraten (Calciumhydrosulfid) zukommt und die praktisch zur Depilation herangezogen werden.

Die Schwefelalkalien entfalten auch eine parasitizide Wirkung auf die Oberhautparasiten (Krätzemilbe usw.), die sich in der Auflösung der Hülle der Tiere und ihrer Eier äußert. Auch bei diesem Vorgange spielt die keratolytische Wirkung der Schwefelalkalien eine große Rolle.

Wann Schwefel keratoplastisch und wann er keratolytisch wirkt, ist nicht von der Dosierung oder von der Einwirkungsdauer abhängig sondern von der chemischen Reaktion der Haut, wobei nochmals hervorgehoben werden soll, daß Schwefel seine optimale Wirkung bei alkalischer Reaktion entfaltet.

Über die Wirkung des innerlich (per os oder parenteral) eingeführten Schwefels sind wir kaum unterrichtet. Er dürfte keratoplastisch wirken. Werden kleine Dosen Schwefel fortgesetzt gegeben, so treten Allgemeinerscheinungen, wie Kopfschmerzen, Mattigkeit, Neigung zu Schwindel, vermehrter Stuhldrang, gesteigerte Pulsfrequenz und vermehrte Schweißsekretion auf. In letzter Zeit wurden von Bier zur Behandlung von Hautkrankheiten, insbesondere der Furunkulose, homoeopathische Schwefelgaben empfohlen. Große Mengen von Schwefel, wie sie z. B. im zusammengesetzten Süßholzpulver (Pulv. liquir. comp.) enthalten sind, wirken abführend, da durch Zufuhr von Schwefel im Dickdarme die Bildung von Schwefelwasserstoff gesteigert wird, der die Peristaltik daselbst anregt.

Auch die parenterale Zufuhr wie die intramuskuläre Einspritzung hauptsächlich von kolloidalem Schwefel wurde zur Behandlung der Acne vulgaris, der Rosacea und der Psoriasis empfohlen.

Von den Nebenerscheinungen, die Schwefel macht, wäre auf die Dermatitis hinzuweisen.

Wichtig sind die Beobachtungen von Schwefelwasserstoffvergiftungen, die nach Behandlung der Säuglingsskabies mit 10%igem Schwefelvaselin auftreten. Es erkrankten Säuglinge und Kleinkinder bis zum zweiten Lebensjahr unter dem Bilde der schwersten Ernährungsstörungen; nach 1—3wöchiger Krankheitsdauer erfolgte der Tod. Die mechanisch geschädigte Haut erhöht die Resorption von Schwefel, die ohnehin bei Säuglingen wegen der relativ größeren Körperoberfläche größer als bei Erwachsenen ist.

Zu erwähnen wäre noch, daß Schwefel die Teerwirkung zu erhöhen imstande ist. Dies kommt in der alten Wilkinsonschen Teerschwefelsalbe zum Ausdruck. Diese Salbe besteht aus Kreide, Schwefelblume, Birkenteer, Schmierseife und Schweinefett. Ihr Wirkungsmechanismus ist folgender: Der Schmierseife fällt die Aufgabe zu, die Hornschicht zum Quellen zu bringen. Kreide verstärkt diese Wirkung und veranlaßt noch mechanisch die Abschilferung, so daß die Parasiten in der Hornschicht bloßgelegt und den Medikamenten zugänglicher werden. Schwefel oder Schwefelalkali entfaltet auf die Hülle der Parasiten und auf ihre Eier eine keratolytische Wirkung; ihre Hülle wird aufgelöst, sie gehen zugrunde. Endlich wirkt der Teer „desinfizierend“ und juckstillend.

Von den in den meisten Arzneibüchern enthaltenen Schwefelpräparaten wären zu erwähnen: die Schwefelblumen (Flores sulfuris, Sulfur sublimatum), durch Sublimation des Rohschwefels gewonnen, ein oft mit Schwefelarsen verunreinigtes feines kristallinisches Pulver; der gereinigte Schwefel (Sulfur depuratum), ein mikrokristallinisches, durch Waschen der Schwefelblumen mit Ammoniak gewonnenes Pulver; ferner der feine amorphe gefällte Schwefel (Sulfur praecipitatum, Lac sulfuris); dann die Schwefelleber (Hepar sulfuris, Kalium sulfuratum), die durch Schmelzen von Schwefel in Pottasche hergestellt wird und Polysulfide enthält. Auch die Solutio Vlemingkx, eine wässerige Lösung von Calcium oxysulfuratum, enthält Polysulfide.

Für die Wirkung des Schwefels auf die Haut ist die Feinheit seiner Verteilung maßgebend. „Gewissermaßen am gründlichsten aufgeteilt ist der in den Polysulfiden eingelagerte Schwefel, der eigentlich nur in Bereitschaft ist, elementarer Schwefel zu werden. Sehr viel gröber ist der kolloidale Schwefel, auf den die Schwefelmilch, endlich die Schwefelblüte folgt.“ Wie gesagt, sind Polysulfide in der Schwefelleber, in der Solutio Vlemingkx, im Kalium und Strontium sulfuratum, in den natürlichen Schwefelwässern enthalten. Schwefelmilch (Sulfur praecipitatum) wird aus Kaliumpolysulfid durch Fällen mit Salzsäure erhalten.

Schwefel kommt als 5—10—20%ige Schwefelsalbe oder Paste oder als Zusatz zu Schüttelmixturen zur Anwendung; seine Wirkung wird durch Beigaben von Alkalien verstärkt. Zu erwähnen ist, daß Schwefel weder mit Bleisalzen (z. B. Ung. Diachylon) wegen Bildung des stark reizenden Schwefelbleies noch mit Wismutpräparaten, z. B. mit Bismutum subnitricum, wegen Entstehung von Wismutsulfid kombiniert verschrieben werden darf. Auch die Mischung mit oxydierenden Substanzen, z. B. Kaliumpermanganat, ist zu vermeiden, da solche Gemische explosibel sind.

Ein wichtiges Anwendungsgebiet der Schwefeltherapie ist die Behandlung der Akne. Die Schwefelverordnung erfolgt als Schüttelmixtur (Sulfur. praecip. 10.0, Zinc. oxydat., Spirit. camphorat. aa 20.0, Glycerin., Aqu. dest. aa 25.0). Kräftiger wirkt folgende Verschreibung: Sulfur. praecipit. 10.0, Zinc. oxyd., Spirit. camphorat. aa 25.0, Glycerin., Aqu. calcis, Aqu. dest. aa ad 100.0. Das Herxheimersche Linimentum sulfuratum hat folgende Zusammensetzung: Sulf. praecip., Aqu. amygdal. aa 10.0, Aq. calcis 50.0, Glycerin 10.0. Die Veielsche Akne-Schüttelmixtur besteht aus: Flor. sulfuris, Spir. vin., Aqu. destillat. aa 15.0, Mucilag. gummi arabic. 5.0. Energischer wirkt sie als Sulf. praecip., Solut. Vlemingkx, Spirit. vin. aa 15.0, Mucilag. gummi arab. 5.0. Sehr zweckmäßig ist im weiteren Verlauf der Behandlung die Kombination mit Resorzin, z. B. Resorcin. 0.5, Sulf. praecip. 1.5, Zinc. oxyd., Talc. venet. aa 4.0, Vaselin. ad 20.0. Auch die Kombination von Schwefel mit Quecksilber als Zinnoberschwefelsalbe (Hydrar. sulfur. rubr. 0.2, Sulf. praecip. 2.0, Ung. lenientis ad 20.0) ist sehr wirksam; diese Salbe wird übrigens für die Behandlung der Acne varioliformis, ferner bei Impetigo contagiosa, bei sekundär infiziertem, krustösem Ekzem und Pyodermien mit Erfolg gegeben.

Gegen Acne indurata wird die Lassarsche Schälpasta (β-Naphthol 5.0, Sulf. praecip. 25.0, Vaselin., Sapo virid. aa 10.0) verwendet.

Ein großes Anwendungsgebiet hat der Schwefel bei der Behandlung des s e b o r r h o i s c h e n E k z e m s. Er ist einer der wichtigsten antiseborrhoischen Mittel. Gegen die seborrhoische Schuppenbildung (Pityriasis capitis) ist die Einreibung mit einer 3%igen Schwefelsalbe vorzunehmen: Man läßt sie zweimal wöchentlich einreiben und entfernt die alten Salbenreste durch Waschung mit Seifenspiritus. Die Schwefelsalbe hat folgende Zusammensetzung: Sulf. praecip., Zinc. oxyd., Bals peruv. aa 1.0, Ung. Puleniens ad 30.0. Schwefel kann übrigens auch in Form eines Puders für diese Affektion verschrieben werden: Sulf. praecip., Calc. phosphor., Talc. venet. aa 20.0. Zumbusch empfiehlt Einstauben des Kopfes mit Sulf. praecip. 40.0, Amyl. oryzae 50.0, Pulv. rad. irid. 10.0.

Die Lassarsche Haarkur zur Bekämpfung des seborrhoischen Haarausfalles wird durch vier Wochen durchgeführt und 2—3mal jährlich wiederholt: Abends wird der Kopf mit einer Schwefelpomade (Lact. sulf. 1.50, Axungiae porci 25.0, Ol. amygdal. dulc. 5.0, Ol. rosarum gtt. II) mittels eines Borstenpinsels eingerieben, morgens mit einer schäumenden Seifenlösung (Spirit. saponat. kalin.) gewaschen. Nach Abspülen des Schaumes mit einem alkoholischen Haarwasser betupft (β-Naphtholi 0.5, Spirit vin. dil. ad 200.0). Ist die Kopfhaut nachher zu trocken, so kann man sie mit einigen Tropfen Haaröl (Acid. salicyl., Resorc. aa 0.2, Ol. oliv., Ol. ricini aa ad 20.0) einfetten. Dieser Vorgang wird dreimal wöchentlich durchgeführt.

Für die Seborrhoe des Gesichtes eignet sich die Unnasche

Zinkschwefelpaste: Sulf. praecip. 4.0, Zinc. oxydat. 6.0, Terr. silic. 2.0, Axung. benzoat. ad 50.0. Diese Paste wird 2—3mal täglich in die vorher mit Seifengeist gewaschene Haut eingerieben, und zwar derart, daß ein Rest der Paste als puderartiger Rückstand auf der Haut verbleibt. Die Schwefeltherapie, besonders bei der Seborrhoe des Gesichtes, darf nur einige Tage hindurch vorgenommen werden, da die Haut leicht spröde wird. In der Zwischenzeit soll eine schwefelfreie Kühlsalbe gegeben werden.

Ein mildes Schwefelpräparat ist das Kummerfeldsche Waschwasser (Seite 11).

Bei Sycosis vulgaris empfiehlt sich die Rosenthalsche Salbe: Acid. tannic. 1.0—2.0, Sulf. praecip. 2.0—4.0, Vaselin. ad 20.0. Bei parasitärem Ekzem, Dermatomykosen kann man eine Teerschwefelsalbe geben: Ol. rusci, Sulf. praecip. aa 10.0, Sapon. virid. 20.0, Vaselin., Lanolin. aa ad 100.0.

Zur Skabiesbehandlung eignet sich die Wilkinsonsche Salbe: Der Kranke wird durch drei Tage früh und abends, nachdem er vor Beginn der Kur ein Reinigungsbad genommen hat, vom Hals abwärts bis zu den Zehenspitzen mit besonderer Berücksichtigung der Prädilektionsstellen (Achselfalten, Beugeflächen der Handgelenke, Interdigitalfalten, Handteller, Fußsohlen, Nabel, Genitalien und bei Frauen der Brüste) eingerieben; nur Kopf und Gesicht bleiben frei. Während der Kur soll der Kranke in Wolldecken eingehüllt, die Hände in Handschuhen, im Bette zubringen. 24 Stunden nach der letzten Einreibung erfolgt ein Reinigungsbad. Statt der Wilkinsonschen Salbe kann man Sulf. praecip. 60.0, Kal. carbon. 15.0, Ung. simpl. ad 200.0 oder die von Oppenheim modifizierte Hardysche Salbe verwenden, welch letztere besonders geeignet ist für die ambulante „Schnellbehandlung". Die Schnellkur wird nach Oppenheim folgendermaßen vorgenommen: Der ganze Körper des Kranken wird $^1/_4$ Stunde lang mit Schmierseife eingerieben, dann erfolgt ein Bad von 30^0, hierauf Einschmieren mit Sulf. praecipit. 25.0, Kal. carbon. 10.0, Vaselin 125.0. Nach 2 Stunden kommt wiederum ein Vollbad und Einschmieren mit Zinkpasta.

Für Enthaarungszwecke verwendet man Kalzium, Baryum oder Strontium sulfuratum (Seite 115). Von den fabriksmäßig hergestellten Schwefelpräparaten seien erwähnt: das Sulfoform, ein Triphenylstibinsulfid, das in gelöstem Zustande Schwefel in statu nascendi abspaltet; es wird als 10% Öl oder in 1—2% alkoholischer Lösung verwendet; in Salben wird es in 5—20%iger

Konzentration verordnet. Sulfoderm ist ein voluminöses Pulver mit einem Überzug von kolloidalem Schwefel. Sulfidal ist geruchloser, wasserlöslicher kolloidaler Schwefel (10%ige Salbe oder wässerige Lösung). Mitigal ist ein goldgelbes, dickflüssiges Öl, das aus einer organischen Schwefelverbindung mit 25% fest am Kern gebundenem Schwefel besteht. Es wird als Antiscabiosum verwendet.

Die intramuskulären Schwefeleinspritzungen (Sulfrogel) können zur Behandlung der progressiven Paralyse, der Psoriasis, der Acne vulgaris u. ä., herangezogen werden. Sie sind als eine unspezifische Gewebs- und Reiztherapie aufzufassen, ebenso wie die Verordnung des homoeopathischen Sulfur jodatum.

An dieser Stelle sei auch das Natriumthiosulfat besprochen, obwohl es nicht zu den reduzierenden Heilmitteln gehört. Es ist das Natriumsalz des Thiosulfats (Hyposulfit). Eine genaue pharmakologische Analyse des Natriumthiosulfats liegt nicht vor. Es zeigt eine weitgehende Unschädlichkeit. Es wurde bei Salvarsanschäden zunächst innerlich in Dosen von 6—10 Gramm empfohlen. Intravenös wurde es nicht nur zur Behandlung von Arsenschäden, sondern auch bei Metallvergiftungen (Wismut, Quecksilber) gegeben. Eine ganze Anzahl von Autoren hat dieses Präparat bei der Behandlung der Salvarsandermatitis gelobt und gute Erfolge damit erzielt. Doch sind auch Mißerfolge zu verzeichnen. Man macht intravenöse Einspritzungen von Natriumthiosulfat (Beiersdorf) 0.3—0.45—0.6—0.9, jedesmal in 10.0 Wasser gelöst, jeden zweiten Tag.

In die Gruppe der reduzierenden Mittel rechnet Unna das Ichthyol. Es enthält ungefähr 10% Schwefel. Die eigentlich pharmakologische Wirkung des Ichthyols ist nicht geklärt. Unna führte es 1884 in die Dermatologie ein und empfahl es bei den verschiedensten Hautkrankheiten. Man schreibt ihm eine reduzierende, gefäßverengernde, verhornende, austrocknende, besonders aber schmerz- und juckstillende Wirkung zu. Es soll vor den übrigen reduzierenden Substanzen den Vorzug haben, auch bei stärkerer Dosierung fast immer nur einen keratoplastischen, anämisierenden, entzündungswidrigen Effekt zu erzielen.

Ichthyol wird wie Teer durch Destillation bituminöser fossiler Fischreste gewonnen. Es besteht aus höheren Kohlenwasserstoffen mit ungesättigten Doppelbindungen und sulfidisch gebundenem Schwefel. Der Träger seiner Wirkung sind sowohl der Sulfidschwefel, als auch die ungesättigten Bindungen, da nach ihrer

Sättigung eine Verminderung des therapeutischen Effektes auftritt. Es hat pharmakologisch die Eigenschaften des Teers und des Schwefels, aber in einer wesentlich mitigierten Form. Neben seiner äußerlichen Verordnung wird Ichthyol auch innerlich, speziell bei Akne gegeben.

Ähnlich wie Ichthyol wirken die anderen schwefelhaltigen Kohlenwasserstoffe Tumenol, Thiol, Thigenol.

Aus der Gruppe der verharzenden Öle und Balsame sei der Perubalsam besprochen, der ein pathologisches Sekretionsprodukt der Toluifera Pereirae ist. Unna führt die keratoplastische Eigenschaft der Balsame auf deren reduzierende Eigenschaft zurück, da sie wegen ihres geringen Sauerstoffgehaltes Sauerstoff gierig aus der Umgebung an sich reißen. Perubalsam ist ein antiseptisches Mittel, welches die Gewebe kaum reizt, aber doch bei reichlicherer Resorption Nierenreizung hervorrufen kann. Er wurde früher zur Skabieskur vielfach verwendet (Balsam. peruv., Spirit. vin. aa 100.0) und wird heute benützt, um die granulationsanregende Wirkung der Lapissalbe zu erhöhen (Arg. nitric. 0.1—0.3, Bals. peruvian. 1.5—3.0, Vaselin ad 30.0).

Wenn wir nun die Befunde über die reduzierenden Substanzen zusammenfassen, so sehen wir, daß sie teils wegen ihrer chemischen, teils wegen ihrer pharmakodynamischen Eigenschaften keratoplastisch wirken. Die Keratolyse ist nicht unbedingte Voraussetzung für eine Keratoplastik. So wirken Alkalien keratolytisch, ohne den Verhornungsprozeß wesentlich zu beeinflussen. Für andere Mittel ist aber eine Keratolyse notwendig, um eine Keratoplastik hervorzurufen. Der pharmakologische Angriffspunkt ist das Rete Malpighii. Salizylsäure und Resorzin erzeugen dort Veränderungen, die Menschel als Retezytolyse bezeichnet hat. Die Salizylsäure macht ein Ödem im Rete Malpighii und eine Quellung seiner Zellen. Dadurch entsteht ein Reiz zur Regeneration und zur Bildung einer neuen Hornschicht. Der Angriffspunkt des Resorzins ist zunächst das Keratin; es bewirkt daselbst Veränderungen, die als Gerbung im weitesten Sinne aufzufassen sind. Ist die Konzentration des Resorzins stärker, so dürfte es ähnliche Schädigungen im Rete Malpighii veranlassen, die als Reiz wirken und eine Keratoplasie veranlassen. Beim Resorzin spielt dessen reduzierende Eigenschaft bezüglich der Verhornung eine Rolle. Bei der Karbolsäure hinwiederum ist der Angriffspunkt die Hornschicht, bei der sie eine Nekrose hervorruft, und die Stachelschicht, die zur Mitosenbildung und Proliferation angeregt wird. Pyrogallol trocknet die Hornschicht aus und macht eine Kolliquation im Stratum spinosum.

Die Phenole wirken demnach sowohl in mehr oder minder ausgeprägter Weise auf die Hornschicht als auch auf das Rete Malpighii.

Anders die Anthrazenderivate. Sie erzeugen eine Entzündung, wodurch es zu einer Abscheidung der Hornschicht kommt. Die Ölsäure leitet Chrysarobin und Cignolin in die tieferen Hautschichten und regt im Papillarkörper Oxydationsprozesse an.

Die Analyse der Teerwirkung ergibt, daß die in ihm enthaltenen Leicht- und Mittelöle keine spezifische Wirkung entfalten, doch sind sie für den Wirkungsmechanismus insofern von Bedeutung, als sie die Resorptionsverhältnisse regulieren und verhindern, daß ein übermäßiger Effekt auftritt. Der Träger der keratoplastischen Wirkung sind die Schweröle und das Pech; der Angriffspunkt ist das Stratum germinativum und spinosum. Der Wirkungsbereich des Teers erstreckt sich auf Haut, Bindegewebe und Gefäßsystem; er kann Erscheinungen auslösen von der Keratoplastik bis zur Blastombildung.

Ganz anders ist die Wirkung des Schwefels zu erklären. Er fällt aus der Reihe der reduzierenden Substanzen insofern heraus, als er, obzwar ein reduzierender Körper, durch seine Eigenschaft der Anlagerung und Polysulfidbildung wie elementarer Sauerstoff, also oxydierend wirkt. Sein Angriffspunkt ist das Zystein der Zellen. Indem er aus Zystein die Zystinbildung anregt, wirkt er keratoplastisch.

Es war daher naheliegend, in den chemischen Antagonisten der reduzierenden Körper, in den S a u e r s t o f f m i t t e l n, diejenigen Substanzen zu suchen, die eine Verhornung verhindern. Und tatsächlich gelang es Unna, in den als „Antikeratolytika“ bezeichneten Verbindungen Körper zu finden, welche durch Oxydation die Granulationsbildung begünstigen und auf diese Weise dem Verhornungsprozeß entgegenarbeiten.

Zu den S a u e r s t o f f m i t t e l n gehören nach Unna die Superoxyde und die Chlormittel. Der S a u e r s t o f f spielt für die Regeneration eine große Rolle. Wenn das geschädigte Gewebe Mangel an Sauerstoff und an anderen lebensnotwendigen Nährstoffen leidet, so kommt es zum Gewebshunger, der zu einer Kernteilung führt. Die Mitosenbildung, die bei Applikation reduzierender Substanzen auftritt und die zur Neubildung von Hornzellen führt, hat auch in den Vorgängen des Gewebshungers seine

Erklärung. Dauert aber der Sauerstoffmangel längere Zeit an, so kommt es zu einer ganz besonderen Art der Zellschädigung, zur Pathobiose Heubners, einer irreversiblen Gewebsschädigung, wie man sie bei der Röntgenstrahlenwirkung oder bei Giften mit chronischem Wirkungseffekt (Kampfgase) beobachtet. In diese Gruppe der chronischen Ernährungsstörungen der Haut wären noch die Hautatrophie nach Nervenverletzung (glossy skin), die Hautveränderungen beim varikösen Symptomenkomplex und die durch die Atherosklerose bedingten Veränderungen der Haut einzureihen.

Wir sehen also hier zwei polare Gegensätze: einerseits Sauerstoffmangel, der zum Gewebshunger und zunächst zur Mitosenbildung und Zellvermehrung und bei längerem Bestande zur Pathobiose führt, und andererseits Sauerstoffzufuhr, welche die Regenerationsvorgänge entfacht und derart steigert, daß sie ein Granulationsgewebe, aber keine Verhornung bedingen. Die Erfahrungen der Chirurgie zeigten, daß durch Behandlung einer Wunde mit Sauerstoffmitteln eine üppige, oft allzu üppige Granulationsgewebsbildung angeregt wird, die aber keine Tendenz zur Verhornung zeigt.

Zu den Sauerstoffmitteln gehören die Peroxyde enthaltenden Substanzen wie Wasserstoffsuperoxyd, Perhydrol, Zinkperhydrol, Magnesiumperhydrol, Pergenol, Orthizon a. a. und das hypermangansaure Kalium. Die Wirkung dieser Oxydationsmittel ist durch die Abgabe von Sauerstoff in aktiver Form bedingt.

W a s s e r s t o f f s u p e r o x y d gibt Sauerstoff außerordentlich leicht in Wasser ab; naszierender Sauerstoff wirkt antiseptisch; die Wirkung hält aber nur solange an, als sich Sauerstoff entwickelt; sie ist daher nur vorübergehend und oberflächlich. Bei Wunden spielt die mechanische Reinigung eine große Rolle, da Gewebsbestandteile und selbst Bakterien durch die gasförmige Sauerstoffentwicklung aus der Tiefe an die Oberfläche gebracht werden. Die Wirkung des sich entwickelnden Sauerstoffs ist ähnlich wie die der Seifen; das entstehende Gas wirkt schaumbildend. Auch hier dürfte die reinigende Wirkung mit der desinfizierenden parallel gehen. Es ist anzunehmen, daß die Adsorption des Sauerstoffschaumes zu den Geweben stärker ist als zu den Mikroorganismen; die Gewebe werden durch den Schaum adsorptiv gesättigt und verdrängen dadurch die pathogenen Keime. Bei der Desinfektion von offenen Wundhöhlen spielen physikalisch-chemische Vorgänge eine große Rolle, während für die Vernichtung von Anärobiern gerade der aktive Sauerstoff wichtig ist.

Der Wirkungseffekt des Kaliumpermanganates ist ein ähnlicher. Es wird vom Eiweiß organischer Substanzen und von Fäulnisprodukten sehr leicht reduziert, wobei sich Mangandioxyd als brauner Niederschlag abscheidet. Die gesunde Haut wird zwar braun gefärbt, aber nicht angegriffen. Bei Epitheldefekten erfolgt durch konzentrierte Lösungen eine Ätzung. Lösungen von über 1% ätzen die Schleimhäute unter Bildung eines oberflächlichen braunschwarzen Schorfes.

Ähnlich wirkt das chlorsaure Kalium. Nur ist es weitaus giftiger als das Kaliumpermanganat, da es leicht resorbiert wird und Methämoglobinbildung veranlaßt.

Die Sauerstoffbildung der Chlormittel erfolgt nach der Formel: $Cl_2 + H_2O = 2HCl + O$. Zu dieser Gruppe gehört das Chlorwasser, der Chlorkalk (Calcium hypochloricum) u. a. Sowohl das Eau de Javelle als auch die Dakinsche Lösung enthalten Chlor.

Außer der antikeratolytischen, granulationsfördernden und desinfizierenden Wirkung kommt den Sauerstoffmitteln eine desodorierende Eigenschaft zu. Der Mechanismus dieser Wirkung dürfte darin gelegen sein, daß die unangenehm riechenden Aldehyde höherer Fettsäuren, die als Zersetzungsprodukte des Schweißes auftreten, zu Fettsäuren oxydiert werden. Aus diesen so oxydierten Fettsäuren entstehen durch Alkalien fettsaure Salze, die leicht abwaschbar sind. Bei ungesättigten Verbindungen kann es zu einer Aufspaltung mit vorangegangener Wasser- oder Hydroxylanlagerung kommen.

Endlich entfalten die Sauerstoffmittel eine Bleichwirkung, die bei fast allen organischen Substanzen zu beobachten ist. Über die chemischen Vorgänge, die bei der Bleichung stattfinden, sind wir kaum unterrichtet.

Bei der Verordnung von Salben, die wässerige Lösungen von Wasserstoffsuperoxyd enthalten, ist zu bedenken, daß solche Salben sehr wenig haltbar sind, auch wenn man oxydationsbeständige Fette, wie Vaselin, als Salbengrundlage wählt.

Es wäre noch eine Form der Inkorporation von Sauerstoffmitteln zu erwähnen, nämlich die Sauerstoffseifen (Pernatrolseifen), die sich ganz besonders zur Aufhellung des dunklen Frauenbartes eignen, wobei sich die Alkaliwirkung des Natrons mit der Wirkung des Sauerstoffes kombiniert.

Als Indikation und Anwendungsgebiet der Sauerstoffmittel ergibt sich ihre Verwendung als granulationsanregende Mittel, wenn wir etwa bei torpideren Verbrennungen der Extremitäten, wie sie z. B. bei Gußarbeitern am Fußrücken vorkommen, protrahierte Teilbäder mit verdünntem Kaliumpermanganat machen lassen. Zum Bleichen von Epheliden oder dünklerer Haare an der Oberlippe bei Frauen bewährt sich namentlich das Perhydrol Merck; wir verordnen folgende Salbe: Perhydrol, Eucerin aa 5.0, Vaselin., Ung. lenient. aa 7.50. Der bleichende Effekt kann durch Zusatz von Bismuth. oxychlorat. (½—1%) gesteigert werden.

Um die übermäßige Granulationsbildung zu hemmen, werden Substanzen verwendet, die Unna als häutchenbildende Mittel (Pagotica) zusammenfaßt; sie können an Erosionen und Geschwüren einen Ersatz der mangelnden Hornschicht bilden und die Verhornung anregen. Ihre Dynamik deckt sich mit der Wirkung der Adstringentien. Die Adstringentien bilden mit den albuminoiden Bestandteilen von Zellen unlösliche Verbindungen. Das sichtbare Zeichen ihrer Wirkung besteht darin, daß sie auf Wundflächen oder Schleimhäuten ein Häutchen, eine durch Koagulation entstandene Niederschlagsmembran, bilden. Gleichzeitig erfolgt eine Kontraktion der Gefäße. Während die Ätzmittel in schwacher Konzentration adstringierend wirken und in starker eine Mortifizierung der betreffenden Stelle veranlassen, bilden die häutchenbildenden Mittel eine provisorische Decke.

Zu den häutchenbildenden Mitteln gehört Silbernitrat und Chromsäure, zu den adstringierenden Zinksulfat, Kupfersulfat, Eisenchlorid, Tannin, Alaun, die Wismutverbindungen (Dermatol, Xeroform, Bismut. subnitricum) u. a.

Silbernitrat hat eine starke Affinität zu den Eiweißkörpern. Durch diese eiweißfällende Wirkung übt es eine Desinfektionswirkung aus, indem dadurch Bakterien getötet werden. Auf Haut und Schleimhäuten bewirkt es eine Ätzung mit Schorfbildung. Aber dieser Schorf verhindert, daß das Silbernitrat in die Tiefe eindringt. So bleibt die Ätzwirkung nur an der Oberfläche. Der Ätzschorf übt auf die tieferliegenden Gewebsschichten einen Reiz aus, wodurch es zu einer Granulationsanregung kommt. Lösungen von Silbernitrat, die unter 1% liegen, wirken nur adstringierend, was seine Anwendung bei nässenden Ekzemen rechtfertigt. Zum Ätzen wird der Lapisstift verwendet. Da man aber dadurch eine Kontrolle der Tiefenwirkung nicht durchführen kann, ist es nicht zweckmäßig, ihn für die Ätzbehandlung kleiner Neubildungen, wie Warzen, heranzuziehen. Wohl aber kann er zur Granulationsanregung verwendet werden. In starker Verdünnung kann Argentum nitricum bei Ekzem (1 : 3000 bis 1 : 1000), namentlich bei stark nässendem, als Umschlagwasser Verwendung finden. In Salbenform wird es meistens mit Perubalsam kombiniert verschrieben.

Der Liquor plumbi subacetici wirkt auch häutchenbildend. Diese Wirkung wird durch Zusatz von Alkohol erhöht. Im Goulardschen Wasser (Aq. Plumbi Goulardi) ist neben Blei auch Alkohol enthalten.

Alaun in 2—5%iger und Kupfersulfat in 5—10%iger Konzentration sind Mittel, die ein dichtes Häutchen bilden. In der französischen Dermatologie wird als Eeau d'Alibour eine Lösung von Kupfer- und Zinksulfat zu Umschlägen bei Pyodermien vielfach verwendet (Cuprum sulfur. 2.0, Zinc. sulfur. 7.0, Croci 0.4, Aq. camphorat. ad 200.0; S. Filtrieren und mit der 4—10fachen Menge Wasser verdünnen).

Die Gerbsäure (Acidum tannicum) greift die intakte Haut nicht an, wohl aber die unverletzte Schleimhaut. Nach Fürst erfolgt nur dort eine Wirkung, wo Gerbsäure mit eiweißartigen oder leimgebenden Bestandteilen der Gewebe in Wechselwirkung tritt. Tannin ist ein schmerzloser Häutchenbildner. Da die Gerbsäure in schwacher Konzentration auf die Blutgefäße verengernd wirkt, wird sie zur Behandlung der Pernionen (Tinct. Jodi, Tinct. gallar. aa) empfohlen. Zur Behandlung von Fuß- und Handschweiß gibt man 5—10%igen Tannin-Talk-Puder. In letzter Zeit wurde Tannin von Davidson zur Behandlung schwerer Verbrennungen als ausgezeichnetes Mittel empfohlen; Nachprüfungen haben dies bestätigt; die verbrannte Stelle wird mit einer 2.5—5%igen wässerigen Tanninlösung gepinselt; der sich dadurch bildende Schorf wirkt der Resorption autolytischer Prozesse entgegen.

Auch die von Oppenheim als Überhäutungsmittel granulierender Wunden empfohlene Ratanhiaextraktsalbe (Extr. ratanhiae aquos. 5.0, Thymoli 0.25, Vaselin ad 50.0) gehört in die Gruppe der Gerbsäureüberhäutungsmittel.

Um die auf der Haut befindlichen pathogenen Keime zu vernichten, bedienen wir uns der Desinfizientia der Oberhaut. Doch sei gleich festgestellt, daß eine absolute Keimfreiheit mit keinem der uns zur Verfügung stehenden Mittel erzielt werden kann. Ein wichtiges, in diese Gruppe fallendes Mittel ist das Mercuriammoniumchlorid, das Hydrargyrum praecipitatum album.

Der Wirkungseffekt der Desinfizientia auf die Mikroorganismen kann entweder ein rein chemischer Vorgang sein: Das Schwermetallion geht mit dem Eiweiß der Bakterien eine chemische Verbindung ein; oder die Einwirkung erfolgt nach den Gesetzen der physikalischen Verteilung oder auf Grund physikalisch-chemischer Bedingungen: Es kann durch Oberflächenwirkung eine adsorptive Anreicherung des Desinfiziens am Bakterium erfolgen. Der letzte Vorgang, die adsorptive Anreicherung, ist insofern von Bedeutung, als Adsorptionswirkungen dadurch gekennzeichnet sind, daß sie in verdünntesten Lösungen mit relativ höchstem Effekte zur Ausbildung kommen. Dies ist beispielsweise für die Erklärung der desinfizierenden Wirkung des kaum wasserlöslichen weißen Quecksilberpräzipitates wichtig, während für Formaldehyd die chemische Bindung maßgebend, für die Phenollösung ihr physikalisches Verhalten bedeutungsvoll ist.

Daß aber eine Desinfektion nicht restlos gelingt, d. h., daß statt Abtötung nur eine Entwicklungshemmung erfolgt, ist dadurch zu erklären, daß bei der Entwicklungshemmung die Reaktion zwischen Mikroorganismen und Desinfiziens reversibel ist, bei der Abtötung irreversibel bleibt. Nach Bechhold erfolgt eine Abtötung dann, wenn die Einwirkung des Desinfiziens lange genug dauert, um anderweitige Lebensprozesse zu vernichten

Weißes Quecksilberpräzipitat ist in Wasser unlöslich, leicht löslich in Säuren. Daher wird es durch die Sekrete der Schweißdrüsen in Lösung gebracht. Starke Konzentrationen können reizend wirken. Schwache Dosen wirken keratoplastisch. Sein desinfizierender Effekt auf Mikroorganismen ist eine Adsorptionswirkung. Sein Hauptanwendungsgebiet sind die Staphylodermien. Wir verordnen es als 1—3—5—10%ige Salbe.

Statt des weißen Quecksilberpräzipitates wurde für die Behandlung von Furunkeln, Karbunkeln, Schweißdrüsenabszessen usw. eine 10%ige Hydrarg.-oxydat.-flav.-Salbe empfohlen. Zur Behandlung von Furunkeln und Zellgewebesentzündung wird auch Ung. cinereum verwendet.

Ein wichtiges Hautdesinfiziens ist das Jod. Mit seinem Eiweißfällungsvermögen geht seine antiseptische Wirkung parallel. Wird Jodtinktur auf die unverletzte Haut aufgepinselt, so tritt nach kurzer Zeit eine Entzündung auf. Histologisch finden sich Zellveränderungen im Stratum germinativum und filamentosum.

aber gleichzeitig aktive Proliferation anderer Zellen derselben Schicht. Da Jod im Eiweißmolekül unter Zystinabspaltung aufgenommen wird, ist der Verhornungsprozeß gestört. Für die desinfizierende Wirkung des Jods ist die saure Reaktion der Haut maßgebend. Im alkalischen Medium tritt eine Bindung des Jods an das Zelleiweiß ein. Die durch Jod erzeugte lokale Hyperämie ist die Ursache seiner resorptionssteigernden Wirkung.

Von den Nebenerscheinungen, die Jod auf der Haut macht, sind die Jodakne und das Jododerma tuberosum von der Jodüberempfindlichkeit zu trennen. Zur Behandlung des Jodismus wird Natrium bicarbonicum und sulfanylsaures Natrium empfohlen.

Innerlich wirkt Jod fast spezifisch bei Aktinomykose und Sporotrichose, äußerlich wird es als Desinfiziens verwendet, ferner zur Behandlung von Dermatomykose, tuberkulösen Lymphomata und ähnlichen Erkrankungen.

Von jodhältigen Desinfizientien sei das Jodoform erwähnt. Es übt eine stark bakterizide Wirkung aus, deren Ursache aber noch nicht mit Sicherheit feststeht. Sicher ist, daß seine bakterizide Wirkung nicht dem Grade der Jodabspaltung entspricht.

Von den Akridiniumderivaten findet das Trypaflavin bei kokkogenen Pyodermien, Impetigo contagiosa, Sycosis barbae und Pemphigus Verwendung. (Als Wundantisepticum in Lösungen 1:1000.)

3. Pharmakologische Beeinflußung der Gefäße.

Eine große Reihe von Heilmitteln übt einen Einfluß auch auf die Gefäße aus. Die Kapillaren haben die Aufgabe, den Stoffaustausch zwischen Blut und Geweben zu besorgen. Sie haben eine Muskelhülle, die wie alle glatten Muskeln einen Tonus besitzt und nervösen, hormonalen und anderen Einflüssen unterliegt. Das Kapillarsystem der Haut wird vom Sympathikus beeinflußt. Die Hautkapillaren sind mit einem selbständigen kontraktilen Apparate („Rouget-Zellen“) versehen und haben selbständige konstriktorische und dilatatorische Nerven. Die Arterienfunktion beherrscht die Menge des Blutes in einem Gewebsabschnitt, die Kapillarfunktion die Geschwindigkeit seiner Strömung (Heubner).

Für die Erklärung des Vorganges der Entzündung ist das Studium der Kapillarfunktion von Wichtigkeit, da entzündungserregende Substanzen ihren Angriffspunkt oft in den Gefäßen haben. Als Kapillargifte sind nach Heubner jene Substanzen zu bezeichnen, welche Veränderungen in der Blutfülle der Kapillaren hervorbringen, ohne dabei in die Funktion des arteriellen Systems einzugreifen. Sie wirken elektiv auf die kontraktilen Elemente der Kapillaren (Rouget-Zellen) ein, deren Tonus sie verringern oder ganz aufheben. Zu den Kapillargiften gehören Gold, Arsenik, Antimon, Platin u. a. Auch Colchicin ist ein Kapillargift. Ebenso wirkt Bleiacetat und Bleinitrat auf die Gefäße ein.

Die Pharmakologie der Kapillargifte ist auch für die Dermatologie von Bedeutung. So wurde namentlich das Gold in letzter Zeit für die Behandlung des Lupus vulgaris und erythematodes empfohlen. Gold macht beim Tier eine Kapillarlähmung des Magendarmtraktes, wobei gleichsinnige Schädigungen auch Leber, Lunge, Milz und Niere betreffen. Dadurch sinkt der Blutdruck und das Tier stirbt durch Verblutung in seine eigenen Kapillaren. Das Goldpräparat Krysolgan, das für die Lupus-erythematosus-Behandlung herangezogen wird, dürfte keine spezifische Wirkung auf den Tuberkelbazillus ausüben. Die Besserungen und Heilungen bei mit Krysolgan behandelten Kranken dürften als Kapillarwirkung aufzufassen sein. Es erfolgt eine Lähmung der Kapillaren, wodurch der Krankheitsherd schlechter vaskularisiert wird. Krysolgan ist kein ungefährliches Mittel und muß sehr vorsichtig verwendet werden; die Einzeldosis bewegt sich zwischen $^1/_{10}$ und 5 Milligramm. Die entzündlichen Formen des Lupus erythematodes verlangen kleinere Dosen als die hyperkeratotischen. Solganal scheint weniger giftig zu sein, wie das Krysolgan; als Anfangsdosis gibt man bei der Behandlung des Lupus erythematosus 0.01 g (0.1 einer 1%igen Lösung) intravenös. In Pausen von 3—8 Tagen steigt man je nach der Reaktion auf 0.025, 0.05, 0.1 bis 0.25. Die Behandlung der Lepra mit Vereisung der Knoten durch Kohlensäureschnee und mit Solganaleinspritzungen wurde von Baldrock mit gutem Erfolge geübt. Auch Aurophos, ein Natrium-Gold-Doppelsalz, ist bei Lupus vulgaris und erythematodes sowie bei Tuberkuliden versucht worden und hat sich besonders in Fällen von Erythema induratum Bazin und Lupus erythematodes wirksam gezeigt; man verwendet: intramuskuläre Einspritzungen, am ersten Tag 0.001, am dritten Tag 0.0025, am 6. Tag 0.005, am

9. Tag 0.01, am 12. Tag 0.05, am 15. Tag 0.1; vor Überdosierung ist dringend zu warnen.

Arsen ist ein Gift, das nicht so wie das Gold die Kapillaren allein angreift. Es ist ein Zellgift mit gleichzeitiger Kapillarwirkung; es wirkt aber nicht entzündungserregend. Seine Zellgiftwirkung wird therapeutisch herangezogen, um bei erkrankten Geweben eine Ätzwirkung zu erzielen. Die arsenige Säure schädigt das Granulationsgewebe und die hypertrophische Epidermis, läßt aber die gesunde Haut unverletzt. Die meisten Ätzpasten enthalten Arsen. So besteht die Cosmesche Paste aus Acid. arsenic. 0.5, Hydrarg. chlorat. 2.0, Gummi arabic. 10.0. Die Hebrasche Paste enthält Acid. arsenic. 0.6, Hydrarg. sulfurat. rubr. 2.0, Ung. lenient. 16.0. Die Cerny-Truneceksche Krebstinktur besteht aus Acid. arsenic. 1.0, Alcohol. absol., Aqu. destill. aa 75.0; diese Tinktur wird lokal bei inoperablen Hautkarzinomen aufgetragen. Nach den bei lokaler Arsenapplikation angenommenen Untersuchungen wirkt Arsen hauptsächlich akantholytisch.

Wird Arsen innerlich gegeben, so kann man bei der akuten experimentellen Arsenvergiftung hauptsächlich eine Kapillargiftwirkung feststellen. Bei der chronischen Arsenvergiftung zeigt sich die Kapillarlähmung an der Haut und an den Schleimhäuten. Beim Menschen treten als Folge der chronischen Arsenintoxikation Abschilferung der Handteller und Fußsohlen, eigentümliche warzen- und hühneraugenähnliche, derbe, gelbbraun gefärbte Veränderungen der Palmae und Plantae auf, die oft mit einer Arsenmelanose kombiniert sind und gelegentlich bösartig werden können.

Die histologischen Untersuchungen Brünauers über die Arsenhyperkeratose lassen Schlüsse über die Wirkung des Arsens zu. Darnach wird Arsen hauptsächlich im Rete Malpighi abgelagert, in den Schweißdrüsen und deren Ausführungsgängen, sowie in den Nerven, weniger reichlich im Stratum corneum und in den Gefäßen des Papillarkörpers und des subpapillären Netzes.

Von den chronischen Arsenschäden sind prinzipiell die Zustände von akut eintretenden Erythemen, Urtikariaschüben usw. zu trennen, wie man sie gelegentlich sieht, wenn eine größere Menge Arsen plötzlich in den Organismus, z. B. in Form einer intravenösen Einspritzungen gelangt.

Die Initialerscheinungen der Arsenerytheme sind plötzlich einsetzende Störungen der Funktion des Hautgefäßsystems, die eine Störung des Hautstoffwechsels bedingen. Die zweite Phase ist die Dermatitis exfoliativa, die durch eine Imprägnation des Hautorgans durch Arsen bedingt ist. Da eine Rückdiffusion der in der Haut abgelagerten hohen Arsenmengen nicht erfolgt, treten die Erscheinungen der schweren Arsenschäden auf.

Bei den akuten Arsenschäden sind zwei Phasen zu unterscheiden: Die Wirkung auf das autonome Nervensystem und die Schädigung der Hautzellen. Bei der Arsenmelanose wurde festgestellt, daß das Pigment durch gesteigerten Eiweißabbau in der Haut gebildet wird und ein in Melanin umgewandeltes Eiweißzerfallsprodukt ist.

Wenn wir uns nun ein Bild über die Wirkung des Arsens bei Dermatosen zu machen versuchen, so müssen wir erstens die lokale Ätzwirkung, dann die Kapillarwirkung des Arsens und schließlich seinen Einfluß auf den Stoffwechsel berücksichtigen. Die Kapillarwirkung erklärt sein Verhalten bei Psoriasis, Lichen ruber planus, Verrucae. Die Stoffwechselwirkung äußert sich dahin, daß Arsen die Oxydation hemmt, das Wachstum befördert und das Überwiegen der Assimilations- über die Dissimilationsvorgänge veranlaßt. Die oxydationshemmende Wirkung des Arsens kann aber auch sein Verhalten bei der Behandlung der Psoriasis erklären, indem es, in die Haut gelangt, einen ähnlichen Einfluß wie die lokalapplizierten reduzierenden Substanzen Chrysarobin, Pyrogallus u. a. ausübt. Die Stoffwechselbeeinflussung des Arsens hat zur Folge, daß ein Fettansatz im Unterhautzellgewebe erfolgt, wodurch die schlaffe Haut straffer wird und Falten und Runzeln verschwinden. Da aber durch Arsen die Reaktionsfähigkeit der Haut gegen äußere Reize gestört wird, darf es bei akuten Entzündungen der Haut nicht gegeben werden (Fürst). Die Farbe der Haut, die von dem Tonus und Füllungszustand der Kapillaren abhängt, wird durch Arsen auch günstig beeinflußt.

Es sei hier noch kurz darauf verwiesen, daß Arsen ähnlich wie Teer eine karzinogene Wirkung auf Versuchstiere entfaltet.

Die Therapie der medizinischen Arsenvergiftung hat bei der akuten Intoxikation auf die Kapillarlähmung Rücksicht zu nehmen. Für diese Zwecke eignet sich das Adrenalin. Bei Intoxikationen, wie sie durch Gaben von Arsen in Tropfen, Pillen oder Injektion vorkommen, kann das Antidotum Arsenici albi gegeben werden: Liqu. ferri sulfur. oxyd. 100.0, Aqu. destill. 250.0. Diese Mischung wird mit der Suspension Magn. usta 15.0, Aqu.

dest. ad. 250.0 geschüttelt. Hievon gibt man alle 10—15 Minuten einen Eßlöffel. Dieses Mittel ist aber nicht, wie früher angenommen wurde, harmlos, sondern kann auch Vergiftungen veranlassen. Zweckmäßiger ist die löffelweise Verabreichung einer 15%igen Magnesia-usta-Aufschwemmung. Als weiteres Gegenmittel kommt die intravenöse Einspritzung von Natriumthiosulfat (Seite 80) in Frage.

Dermatologisch ergeben sich folgende Indikationen für die Arsentherapie: Die äußerliche Verwendung wird empfohlen bei Epitheliomen, bei Lupus erythematodes (Bepinseln mit Sol. arsenical. Fowleri 4.0, Aqu. destill. 20.0—30.0, Chloroform gtt. II) und bei Verrucae planae besonders in multipler Ausbreitung an der Körper- und Kopfhaut. Die Warzen werden täglich mit Sol. Fowler. bis zur beginnenden Schorfbildung gepinselt. Innerlich wird Arsen gegeben bei den Akneformen, bei Lichen ruber, Psoriasis und bei Verrucae, ferner bei Leucaemia cutis, dann beim Granuloma annulare, mit Höhensonne kombiniert bei der Pityriasis lichenoides chronica, beim Sarcoma idiopathicum multiplex Kaposi, beim Böckschen Sarkoid, bei Tuberkuliden und beim chronischen Ekzem. Die Maximaldosis für Acid. arsenicos. beträgt 0.005 pro dosi und nach der österreichischen Pharmakopoe 0.02, nach dem deutschen Arzneibuch 0.015 pro die. Die Höchstgaben des Liqu. kalii arsenicosi (Solut. Fowler) sind als Einzelgaben 0.5, als Tagesdosis 1.5. — Kindern gibt man pro dosi vom 1.—2. Jahre 0.05, vom 2.—4. Jahre 0.07, vom 4.—10. Jahre 0.1, vom 10.—15. Jahre 0.15. Für Kinder verordnet man Solut. Fowler. 2.0, Aqu. Menth. ad 10.0; fünf Tropfen dieser Lösung enthalten einen Tropfen Fowlerscher Lösung.

Die wichtigsten anorganischen Arsenpräparate sind: Acid. arsenicos., in der Regel als Pillen verschrieben, z. B. in Form der asiatischen Pillen: Acid. arsenicos. 0.05, Piper nigr. pulv. 1.5, Rad. liquir. 3.0, Gummi arab. q. s. ut fiant pil. No. 50; jede Pille enthält demnach 0.001 Arsenigsäureanhydrid. Dann die Solutio arsenicalis Fowleri: sie enthält 1% Kaliummetarsenit und wird bereitet aus einem Teil arseniger Säure, einem Teil Kaliumkarbonat, drei Teilen Lavendelspiritus, 12 Teilen Weingeist auf 100 Teile Wasser; ein Tropfen dieser Lösung enthält 0.0003 Acid. arsenicos; 32 Tropfen sind 1 Gramm. Diese Lösung kann auch zu subkutanen Einspritzungen verwendet werden, doch eignet sich dazu folgende Vorschrift besser: Acid. arsenicos. 1.0, Normalnatronlauge 5 Kubikzentimeter, Aqu. destill. ad 100.0.

Die Pearsonsche Lösung enthält Natriumarseniat 1:600. Von arsenhaltigen Quellen wären zu nennen: Dürkheim, dann die gleichzeitig eisenhältigen Levico (Italien), Val Sinestra (Engadin). Diese Wasser werden eßlöffelweise in steigender Dosis genommen.

Die organischen Arsenpräparate sind Körper der Fettreihe (Kakodyl, Solarson, Arsamon) und solche der aromatischen Reihe (Salvarsanpräparate). Diese Präparate werden in der Regel subkutan eingespritzt, das Salvarsan intravenös.

Am wirksamsten erweist sich Arsen bei der Behandlung des Lichen ruber, namentlich des acuminatus. Bei diesen Fällen dürfte aber die innerliche Anwendung der subkutanen Einspritzung überlegen sein. Man gibt die asiatischen Pillen und beginnt mit drei Pillen pro Tag und läßt nach je drei Tagen um eine Pille mehr nehmen. Bei dreimal vier Pillen, das sind also 12 Pillen täglich, verbleibt man 4—6 Wochen und fällt dann ebenso, wie man anfangs gestiegen ist. Hebra gab größere Dosen und verordnete Arsenici albi 0.75 (!), Piper. nigr. 7.5, Gummi arab. q. s. ut fiant pill. No. C; jede Pille enthält bei dieser Verschreibung 0.0075, d. i. um die Hälfte mehr als die Maximaldosis (0.005) vorschreibt, doch braucht man sich nicht von deren Verschreibung abzuschrecken (Zumbusch), da sie gut vertragen werden. Man nimmt jeden dritten Tag eine Pille mehr bis auf acht täglich, bleibt auf acht längere Zeit und fällt zum Schluß ebenso. Schwächlicheren Leuten und Frauen dosiert man diese Pillen mit kleineren Arsenmengen. Auch die Fowlersche Lösung eignet sich sehr gut für die Therapie des Lichen ruber.

Bei der Arsentherapie der Psoriasis werden wir nicht solche massive Dosen geben wie beim Lichen ruber. Auch setzt man die Arsenmedikation nicht so lange fort. Hier scheinen die Injektionen organischer Arsenpräparate besser zu wirken als die orale Verabreichung anorganischer Arsenverbindungen. Ich habe mit Arsamoninjektionen gute Wirkungen erzielt. Es gibt aber Fälle, die auf Arsenpräparate überhaupt nicht reagieren. Zeigt sich innerhalb 3—4 Wochen keine deutliche Besserung, so hat es keinen Zweck, die Arsenbehandlung fortzuführen. Andererseits sieht man Fälle, bei denen nach wiederholten Arsenkuren die gute Wirkung, die das Mittel ursprünglich hatte, ausbleibt. Ganz besonders gut reagiert die Psoriasis punctata. Nicht zu empfehlen sind Arsenkuren bei länger bestehender diffuser Psoriasis und bei ihren verrukösen Formen.

Die Nebenerscheinungen kündigen sich an durch Trockenheit des Schlundes, intensiven Durst, Schlaflosigkeit, Nervosität, Rötung und Schwellung der unteren Augenlider, Magenschmerzen und Schwindel. Von seiten des Magen-Darmtraktes wurden choleraähnliche Erscheinungen, blutige oder reiswasserähnliche Durchfälle, Erbrechen, Wadenkrämpfe, Kollaps beobachtet. Im allgemeinen vertragen Kinder besser Arsen als Erwachsene. Als Gegenstück zu den Intoleranzerscheinungen bei der Arsenmedikation sei auf die Arsengewöhnung verwiesen. Nach längerer Zufuhr des Giftes kann die Verträglichkeit derart gesteigert sein, daß sonst krankmachende Dosen anstandslos vertragen werden.

Für die Kapillaren wurde bisher nur eine sympathische Innervation nachgewiesen. Daher können nur solche Mittel auf diesen Gefäßteil einwirken, welche sympathikotrop sind. Kapillarverengerer sind Adrenalin und Pituitrin. Die Blutdrucksteigerung dieser beiden Substanzen ist durch die Kapillarkontraktion bedingt. Sowohl Adrenalin als Pituitrin wirken peripher, so daß man durch lokale Applikation von Adrenalin auf Schleimhäute eine Anämie verursachen kann. Die Gefäßverengerung kann so stark sein, daß man Adrenalin oder das ihm nahestehende Stryphnon zur Blutstillung verwenden kann. Eine Kapillarerweiterung erfolgt durch Histamin. Dieses Mittel hat eine merkwürdige Wirkung auf die Gefäße: Während es die Arteriolen adrenalinartig verengt, erweitert es die Kapillaren. Weitere Kapillarerweiterer sind Pepton, Morphin und Atropin.

Bei den größeren Gefäßen, die doppelt innerviert sind, haben wir eine Wirkung auf die Vasokonstriktoren und auf die Vasodilatatoren zu unterscheiden, die ihrerseits wieder zentral und peripher erfolgen kann. Vasokonstriktoren und Vasodilatatoren arbeiten in der Regel nicht gegeneinander sondern immer miteinander. Zu den zentralgefäßverengernden Mitteln gehört das Strychnin, das Koffein, der Kampher, der Äther und der Alkohol, zu den zentralgefäßerweiternden Substanzen die Narkotika der Alkoholgruppe, wenn sie in großen Dosen gegeben werden, und das Amylnitrit, das aber auch einen peripheren Gefäßangriffspunkt hat.

Amylnitrit entbehrt nicht eines gewissen Interesses für die Dermatologie. Es wurde über Erfolge berichtet, die man mit der Amylnitritbehandlung von Ekzemen bei Säuglingen mit exsudativer Diathese beobachtete. Winkler mißt der Verwendung des

Amylnitrits in der Dermatologie eine größere Wichtigkeit zu; die Amylnitrithyperämie läßt sich zur Behandlung der Gefäßlähmungen heranziehen: bei blasser Nase der Anämischen, bei Dermatitis congelationis erythematosa et bullosa; ferner empfiehlt es Winkler zur Therapie des Erysipeloids und zur Behandlung der lokalen Asphyxie und Akrozyanose.

Strychnin kann man zur Behandlung von Frostschäden (Perniosis, Erythrocyanosis crurum puellarum) heranziehen. Nach Eppinger ist das Blut im Körper in zwei Gruppen geteilt; der eine Teil — beim erwachsenen Menschen etwa 3—4 Liter — zirkuliert, der andere — 1—1½ Liter — ist in den Depots verstreut und dem Kreislaufe entzogen. Nun ist bei den Frostschäden dieses gegenseitige Verhältnis zwischen zirkulierendem und deponiertem Blut verschoben, insofern als bei der Perniosis im erkrankten Gewebe mehr Blut peripher retiniert ist. Um aus diesen Depots Blut zu entnehmen und die normalen Kreislaufverhältnisse wiederherzustellen, wurde — nach dem Vorschlage Eppingers bei der Bekämpfung des Kollapses und zur Behandlung inkompensierter Herzfehler — bei Perniosis versucht, Strychnin zu geben. Strychnin steigert den Erregungszustand der Vasokonstriktorenzentren, wobei auch gleichzeitig das Vaguszentrum erregt wird. Da aber infolge der Mobilisierung des Blutes durch Strychnin dem Herzen Material und dadurch Mehrarbeit geliefert wird, so wurde diese Medikation mit Strophantus kombiniert. Man gibt Tinct. strychni, Tinct. strophant. aa partes 2—3mal täglich 10 Tropfen, jedoch höchstens 12—14 Tage, um nicht durch länger dauernde Anwendung von Strychnin eine Kumulation zu bewirken. (Die Maximaldosis für Tinct. stroph. beträgt nach der österreichischen Pharmakopoe pro dosi 0.5, pro die 2.0, nach dem deutschen Arzneibuch 0.5 pro dosi und 1.5 pro die; für Tinct. strychni: Einzelgabe 1.0, Tagesgabe 2.0.)

Peripher gefäßverengernde Mittel sind Adrenalin, die Extrakte des Hypophysenhinterlappens (Pituitrin) und die Digitaliskörper, während Yohimbin und Koffein peripher gefäßlähmende Mittel sind.

Eine Änderung des Gefäßlumens bei größeren Gefäßen kann durch Kälte (Gefäßverengerung) und durch Wärme (Gefäßerweiterung) erfolgen.

Zu den elektiv wirkenden Gefäßmitteln gehören die Adstringentia, die in nicht zu hoher Konzentration verengernd auf die

Gefäße am Orte der Applikation wirken. In stärkeren Konzentrationen erweitern sie die Gefäße.

Ein Gefäßmittel ist auch das Blei. Es ist ein Eiweißfällungsmittel, das bei nässenden Flächen oder Wunden einen Schorf von Bleialbuminat bildet. Durch seine eiweißkoagulierenden Eigenschaften wirken die Bleisalze adstringierend und sekretionshemmend, auf die Gefäße verengernd. Da sich das Blei leicht mit Schwefel zu unlöslichen Verbindungen niederschlägt, wird es zum Haarfärben benützt. Doch wurden häufig Intoxikationen mit bleihaltigen Färbemitteln beobachtet, so daß Haarfärbemittel, die Bleiverbindungen enthalten, gesetzlich verboten sind. Wir verwenden das Blei als Bleiwasser (Aqu. plumbi) und als Bleipflastersalbe (Ung. Diachylon); die Salbe ist besonders geeignet zur Behandlung tylotischer und dyshidrotischer Ekzeme.

Zur Behandlung varikös entarteter Venen bedient man sich der Methoden der künstlichen Obliteration dieser Gefäße (Linser, Nobl). Man injiziert eine 1—2%ige Sublimatlösung, 50%ige Natr.-salicyl.-Lösung, 15%ige Kochsalzlösung, ferner 66%igen Traubenzucker oder Calorose (Varicocalorose). Diese Methode der Varizenverödung ist aber nur nach genauer Indikationsstellung zu empfehlen. (Möglichkeit einer Embolie.)

4. Beeinflußung der Nerven.

Arzneimittel, welche die Nerven beeinflussen, können auch auf gewisse Krankheitsprozesse der Haut in günstigem Sinne einwirken. Die Beeinflussung der Nerven kann zentral oder peripher erfolgen.

Lebedjew war der erste, der durch intravenöse Brominjektionen bei Ekzemkranken dämpfend auf das Nervensystem einzuwirken versuchte. Er verordnete Natr. bromat. 1.0, Sol. natr. chlorat 0.85% ad 10.0 und spritzte diese Lösung 2—3mal wöchentlich, gelegentlich auch täglich, ein. Sehr gute Erfolge erzielte er bei stark juckenden Affektionen (Pruritus nervosus et senilis, Urtikaria, Erytheme, Ekzeme). Auch Strontiumbromid, unter dem Namen Ekzebrol im Handel (in 10.0 20%iger Traubenzuckerlösung 1.0 Strontium bromatum enthaltend) übt eine ähnliche Wirkung aus; man spritzt täglich oder jeden zweiten Tag eine Ampulle zu 10.0 intravenös. Die Injektion soll sehr langsam vorgenommen werden, da sonst ein recht unangenehmes Hitzegefühl, ähnlich wie bei den Afenileinspritzungen, auftritt. Übrigens können Bromsalze auch per os gegeben werden; doch sind sie weniger wirksam als bei der intravenösen Injektion. Von der Mixtura nervina (F. M. B.): Kal. bromat. 8.0, Ammon. bromat., Natr. bromat. aa 4.0, Aqu. destillat ad 200.0 gibt man dreimal täglich einen Eßlöffel nach den Mahlzeiten.

Bei der Bromtherapie ist das Bromanion die wirksame Komponente. Brom lähmt das ganze Zentralnervensystem einschließlich des Rückenmarks. Die Lähmung nimmt vom Großhirne nach unten immer mehr ab. Im Rückenmark ist sie nicht sehr stark. Das periphere Nervensystem bleibt unbeeinflußt.

Dem Brom dürfte auch eine größere Rolle beim Kochsalzstoffwechsel der Haut zufallen, da im Organismus Chlor durch Brom substituiert werden kann. Es wurde festgestellt, daß die Bromwirkung nicht als ein direkter Einfluß dieses Stoffes auf den Organismus aufzufassen sei, sondern als Chlorverarmung: die Kochsalzausscheidung steigt nach Bromzufuhr. Für die Beeinflussung des Ekzems und Erythems käme aber noch ein anderes Moment in Frage. Brom begünstigt viel stärker die Quellung als Chlor. Wird also im Gewebe Chlor durch Brom substituiert, so erfolgen daselbst wesentliche Änderungen der Quellungsvorgänge, die ihrerseits wieder für den Ablauf einer Entzündung der Haut von Bedeutung sind.

Für die Bromwirkung bei Dermatosen sind demnach folgende Vorgänge von Wichtigkeit. Zunächst wirkt das Brom auf das Großhirn, wodurch eine Dämpfung der Übererregbarkeit erfolgt. Dann dürfte diesem Halogen eine größere Rolle beim Kochsalzstoffwechsel der Haut zufallen. Wird Brom dem Organismus zugeführt, so ist es imstande, das Chlor zu verdrängen, und zwar das „disponible Chloridchlor“, das in den chlorreichsten Stätten, vor allem Haut und Schweiß, enthalten ist. Dadurch erfolgt eine plötzliche Entchlorung der Haut. Durch die Verminderung des Chlorgehaltes entsteht eine Erhöhung der Alkaleszenz, ein Zustand, der für die Beeinflussung der hohen Säurewerte, die bei der Entzündung auftreten, erwünscht ist. Andererseits finden Änderungen in der Quellbarkeit der Gewebe statt, die einen günstigen Einfluß auf die entzündlichen Vorgänge ausüben.

Die vorübergehende Beeinflussung der sensiblen Nervenendigungen, ohne sie dauernd zu schädigen, geschieht durch die Lokalanästhetika. Unter den Mitteln, welche eine Lokalanästhesie hervorrufen, ist die Kälte zu nennen. Als Kälteanästhetikum wirkt das Chloräthyl. Je niedriger der Siedepunkt des verdampfenden Stoffes ist, um so größer wird die Wärmeentziehung, um so intensiver wird auch die Kälteanästhesierung der Haut sein. Der Siedepunkt des Chloräthyls liegt bei 12.5°.

Ein Mittel, welches elektiv fast nur auf die Kältenervenendigungen einwirkt, die Wärmenerven aber kaum beeinflußt, ist das Menthol (Pfefferminzkampfer). Seine Wirkung kommt vornehmlich dort zur Geltung, wo die Kältepunkte zahlreich und dicht nebeneinander liegen. Mit der Wirkung auf die Thermorezeptoren geht eine anästhesierende Wirkung einher. Menthol wird als Antipruriginosum äußerlich bei Urticaria, Pruritus, Strophulus in ½ bis 1%iger alkoholischer Lösung oder als 5%ige Salbe, ferner als Puder (Seite 8) verwendet. Innerlich wird es als Darmdesinfiziens bei Urticaria, Lichen Vidal und ähnlichen Affektionen zu 0.1 pro dosi empfohlen. Man kann Menthol mit Tinct. valerianae (Mentholi 0.10 Tinct. Valerian. ad 10.0; S. dreimal 10 Tropfen) oder als Validol verschreiben.

Auch die Ätzmittel sind in gewissem Sinne Anästhetika. Die Nervenendigungen sind empfindlicher als die übrigen Zellen und werden, wenn man ein Ätzmittel appliziert, früher zerstört. Es erfolgt dabei zunächst ein Schmerzgefühl und hierauf die Anästhesie (Anaesthetica dolorosa). In die Gruppe dieser Anästhetika gehört die Karbolsäure, die gelegentlich als lokales Antipruriginosum in der Dermatologie verwendet wird. Auch Teer wirkt durch den Gehalt an Karbolsäure juckstillend, ebenso wie die anderen Phenolabkömmlinge Resorzin, Salizyl- und Pyrogallussäure. Auch Kampfer wirkt juckstillend, da er die Leitungsfähigkeit der peripheren Nerven ohne vorherige Erregung lähmt (Calmitol, ein bekanntes Antipruriginosum, ist ein Kampferpräparat).

Die Anwendung der spezifisch anästhesierenden Substanzen, die elektiv auf die peripheren sensiblen Nerven wirken, wie Kokain und ähnliche Heilmittel, ist gegen juckende Dermatosen eine sehr beschränkte, da die Voraussetzung ihrer Anwendungsmöglichkeit — das Bloßliegen der Kutis — in den meisten Fällen nicht vorhanden ist. Aussichtsreicher scheint die iontophoretische Einverleibung dieser Substanz zu sein, wie sie in letzter Zeit Wirz wieder vorgeschlagen hat: Er verwendet zur ionotophoretischen Anästhesie eine Lösung von Cocain. hydrochlor. 0.2, Sol. supraren. (1 : 1000) 0.5, Aqu. destill. 10.0 und läßt einen Strom von 5—10 Millampère durch 10—15 Minuten einwirken.

Zentral wirkende Analgetica sind Chinin, Aspirin u. ä. Gegen die Schmerzen bei Herpes zoster bewährt sich folgende Mischung: Dionin 0.005, Chinini bisulf. 0.05, Aspirin 0.3.

Den ätherischen Ölen kommt ebenfalls eine juckstillende Wirkung zu, die neben der entzündungseinschränkenden ihre Verwendung in der Dermatologie, z. B. als Kamillosansalbe, rechtfertigt. Ätherische Öle, die ins Blut resorbiert werden, haben die Fähigkeit, an entzündlichen Stellen die Bildung von Exsudaten einzuschränken und ihre Aufsaugung zu befördern. Die experimentelle Kaninchenpleuritis verläuft viel schwächer bei mit ätherischen Ölen behandelten Tieren, als bei den unbehandelten Kontrollkaninchen.

Auch der Schwefel gilt als juckstillendes Mittel, ganz besonders das Thigenol und das Ichthyol.

Wichtig sind die Beziehungen zwischen Haut und autonomem Nervensystem, die in letzter Zeit für die Erklärung der Pathogenese verschiedener Dermatosen (Ekzem, Prurigo, allergische Gewerbedermatosen) herangezogen wurden. Eppinger und Heß haben, indem sie die Erfahrungen der experimentellen Pharmakologie vom Pilokarpin-Adrenalin-Antagonismus aus dem Laboratorium für klinische Zwecke heranzogen, das Krankheitsbild der Vagotonie geschaffen, wobei als Vagotoniker Individuen, die gegen Pilokarpin, als Sympathikotoniker Kranke, die gegen Adrenalin überempfindlich sind, bezeichnet wurden. Doch muß festgestellt werden, daß der klinische Begriff der „Vagotonie und Sympathikotonie“ heute in seiner ursprünglichen Form nicht mehr aufrecht erhalten werden kann, da gezeigt wurde, daß Sympathikotoniker auch gegen parasymphatische Mittel und umgekehrt Vagotoniker gegen Adrenalin, Kokain und ähnlich wirkende Substanzen gleichzeitig überempfindlich sein können. Klinisch kann man sehr häufig fließende Übergänge zwischen diesen zwei antagonistischen Menschengruppen finden (Mischformen). Am ehesten dürften die Erscheinungen der „Vagotonie“ und „Sympathikotonie“ unter einem gemeinsamen Gesichtspunkte zusammengefaßt werden können, wenn man eine gemeinsame Steuerung des autonomen Nervensystems annimmt, wodurch die Veränderungen im autonomen Innervationsgleichgewicht eines Gebietes durch entgegengesetzte Einstellung des anderen ausbalanziert werden. Das Wesentliche dabei ist die Labilität dieser zentralen Steuerung. Dadurch ist es erklärlich, daß der typische Vagotoniker auch gleichzeitig Erscheinungen der

Sympathikotonie aufweist, daß er auf Reize parasympathischer Natur im allgemeinen parasympathisch, in gewissen Teilen aber auch sympathisch reagiert.

Diese hier etwas ausführlicher besprochenen Untersuchungsergebnisse über das Verhalten des autonomen Nervensystems lassen sich auch für die Pharmakologie der Haut heranziehen. Auf Grundlage der Anschauung, nach welcher die vasomotorisch-trophischen Neurosen Folgezustände des pathologisch gestörten Tonus im autonomen Nervensysteme sind, wurden von Leriche und von Brüning chirurgische Methoden herangebildet (periarterielle Sympathektomie), die durch eine Unterbrechung der Leitungsbahnen den abnormen Reiz auszuschalten bestrebt waren; die periarterielle Sympathektomie soll auch durch Anregung der wachstumsfördernden Wirkung eine Aufbesserung der Gewebsernährung und Regenerationstätigkeit bei varikösen Ekzemen und Ulzerationen herbeiführen.

Es wurde darauf hingewiesen, daß dem physiologischen Antagonismus der beiden autonomen Nerven Sympathikus und Parasympathikus bis zu einem gewissen Grade auch ein pharmakologischer entspricht. Adrenalin wirkt so wie eine Reizung der sympathischen Nerven („sympathomimetisch"). Die Gifte der Muskaringruppe Pilokarpin, Physostigmin, Muskarin, Cholin, Azetylcholin erregen den Parasympathikus. Beide Nervensysteme — Sympathikus sowohl wie Parasympathikus — haben aber eine gemeinsame pharmakologische Reaktion: ihr eigentümliches Verhalten gegenüber dem Nikotin. Der elektive Angriffspunkt des Nikotins ist die das autonome Nervensystem charakterisierende Umschaltungsstelle von der präganglionären zur postganglionären Faser. Diese Umschlagstelle wird durch Nikotin nach anfänglicher Reizwirkung gelähmt.

Nikotin greift alle Ganglien des gesamten vegetativen Systems an, das Adrenalin den sympathischen, die Muskaringruppe den parasympathischen Anteil. Während die Muskaringruppe die gleiche Wirkung hervorruft wie eine Reizung parasympathischer Nerven, hebt Atropin und die ihm verwandten Substanzen die Wirkung dieser Gifte auf die Erfolgsorgane auf und macht diese für die Reizung der parasympathischen Nerven unzugänglich.

Zur Behandlung von Dermatosen, die auf Störungen des autonomen Nervensystems beruhen, lassen sich diese hier besprochenen Pharmaka heranziehen.

P i l o k a r p i n ist das Alkaloid der Rutazee Pilocarpus pennatifolius. Es ist das Erregungsmittel des Parasympathikus, fördert also die Tätigkeit sämtlicher parasympathisch innervierter Organe; so fördert es mächtig die Darmbewegung und wirkt auf den Herzhemmungsapparat ein. In der Dermatologie wurde es zunächst bei Prurigo empfohlen, da man von dem Gedanken ausging, durch Pilokarpin die Schweißsekretion, die bei Prurigo sehr gering ist, zu steigern. Brack konnte durch eine längerdauernde Pilokarpinmedikation (drei Wochen dreimal täglich fünf Tropfen einer 1%igen Lösung) Besserungen erzielen. Die Wirkung des Pilokarpins bei Prurigo ist nach Brack darauf zurückzuführen, daß diese Dermatose mit starker Sympathikotonie einhergeht. Nun wird das starke Übergewicht des Sympathikus durch Anregung seines Gegenspielers mittels Pilokarpins wettgemacht und die gestörten Stoffwechselvorgänge werden im günstigen Sinne beeinflußt.

Auch zur Behandlung der Ichthyosis wurde Pilokarpin verwendet. Man gibt es in Pillen- und Tropfenform 0.02—0.03 pro die.

Herxheimer und Köster empfahlen Pilokarpin bei Parapsoriasis. Der Erfolg dieser Behandlung ist auf die direkte Reizung der dem autonomen Nervensysteme zugehörigen Vasodilatoren zurückzuführen. Die Pilokarpinbehandlung der Parapsoriasis gestaltet sich folgendermaßen: Man nimmt eine 1%ige Lösung (Pilocarp. hydrochl. 0.1, Aqu. destill. ad 10.0) und macht zweimal wöchentlich eine intramuskuläre Einspritzung zuerst 0.005 (also ½ Kubikzentimeter), dann 0.01 (also 1 Kubikzentimeter). In hartnäckigen Fällen kann man mit der Dosierung in die Höhe gehen: 0.012—0.015. Die Pilokarpintherapie ist wegen der Einwirkung auf den Uterus bei Graviden und wegen der Kontraktionen der Bronchialmuskulatur bei Asthmatikern kontraindiziert. Auch soll es (wegen der verstärkten Bronchialsekretion) bei Kranken, die zu Lungenödem neigen, vermieden werden. Die Maximaldosis des Pilocarpins beträgt in Deutschland 0.02 pro dosi, 0.04 pro die; nach der österreichischen Pharmakopoe 0.03 pro dosi und 0.06 pro die.

Der Gegenspieler des Pilokarpins ist das A t r o p i n, das Alkaloid der Belladonnawurzel. Es übt pharmakologisch einen gegenteiligen Effekt aus wie das Pilokarpin. Für die Dermatologie kommen vor allem die Wirkungen des Atropins auf die Schweißdrüsen in Frage. Seine sekretionshemmende Wirkung rechtfertigt seine Anwendung bei Dermatosen, die auf Basis einer Hyperidrosis entstehen. So kann eine Atropinmedikation die äußere Behandlung bei manchen Ekzemen und Mykosen unterstützen. Auf die Erscheinungen der Hyperidrosis wirkt es allerdings nur vorübergehend. Auch bei Pruritus, Urtikaria und Ekzemen, die auf „vagotonischer“ Basis beruhen, kann Atropin verwendet werden. Bei allergischen Gewebedermatosen wurde es zur Blockierung des übererregten Parasympathikus verwendet. Doch stellen therapeutische Versuche mit vaguslähmenden Mitteln nur symptomatische, vorübergehende Teilfaktoren dar, welche unmöglich imstande sind, den konstitutionellen Faktor des „neuropathischen Ekzems“ irgendwie nennenswert zumindest auf längere Zeit zu beeinflussen. Vorübergehend kann immerhin mit einer Atropinbehandlung ein gewisser Erfolg erzielt werden. Atropin wird ½ Milligramm pro dosi in Pillenform (Atropini sulfur. 0.015, Extr. et pulv. liquir. q. s. ut fiant pil. No. 30) oder als Suppositoria (Extr. belladonn. 0.02 Butyr. Cacao q. s. ut fiant tal. dos. suppos. N. X.) gegeben. Die Maximaldosis für Atropin. sulf. beträgt 0.001 pro dosi und 0.003 pro die, für das Extr. belladonn. 0.05 als Einzelgabe und 0.2 (Ph. austr.) und 0.15 (deutsches Arzneibuch) als Tagesdosis.

A d r e n a l i n erregt in ausgseprochener Weise die Endigungen oder vielmehr die neuromuskulären Verbindungen des Sympathikus. Das Anwendungsgebiet des Adrenalins in der Dermatologie ist relativ groß. Seine wichtigste Indikation ist der angioneurotische Symptomenkomplex nach Salvarsan. Man spritzt ½—1 Kubikzentimeter einer Lösung 1:1000 ein. Der Erfolg der Adrenalintherapie bei akuten Salvarsanschäden ist darauf zurückzuführen, daß der bei den Allergien auftretende übermäßige Tonus des Parasympathikus durch Anregung seines Gegenspielers gedämpft wird, wodurch der Gleichgewichtszustand wiederhergestellt werden kann. Daher kann auch Atropin oder eine Kombination von Atropin-Adrenalin gegeben werden. Ferner gab Almkvist Adrenalin bei merkuriellen Dermatosen, um der Gefäßerweiterung entgegenzuwirken. Doch kann, da die Gefäßverengerung durch Adrenalin nur kurze Zeit dauert und von einer Gefäßparese gefolgt wird, die Adrenalinbehandlung nur im allerersten Stadium des Quecksilbererythems Aussicht auf Erfolg bieten.

Die anämisierende Wirkung, die Adrenalin auf die Schleimhaut entfaltet, zieht Unna zur Behandlung der subnasalen Sykosis heran.

Amerikanische Autoren berichten über günstige Resultate, die sie bei der Behandlung des Pemphigus erzielten.

Auch zur Therapie schwerer Hautverbrennungen wurde Adrenalin empfohlen. Douglas berichtet, daß Pinselungen mit Adrenalin zur raschen Heilwirkung der Brandwunden ohne Fieber und Zeichen von Vergiftung führen. Umschläge mit Lösung 1:10.000—1:2000 bringen sofort eine Änderung im Wundverlaufe hervor. Er führt den günstigen Verlauf auf den vasokonstriktorischen Einfluß in der Wunde und die Kongestion der Umgebung zurück.

Nach Unna ist Adrenalin ein Specificum bei Urtikaria. Er verordnet es innerlich mit einem Zusatze von Syrup. simplex, wobei der Syrup die oxydative Zersetzung des Adrenalins in der Flasche verhindern soll: Solut. adrenalini (1:1000) 5.0, Syr. simplex 20.0, Aqu. destill. ad 100.0; S. Stündlich ein Teelöffel zu nehmen. Auch zur Behandlung des Lichen urticatus wird es von Unna verwendet.

Wenn wir uns ein Bild über die Wirkung des Adrenalins bei den verschiedenen Dermatosen zu machen versuchen, so können wir sagen, daß die Adrenalinbehandlung überall dort Aussicht auf Erfolg zu haben verspricht, wo es sich darum handelt, das gestörte Sympathikus-Parasympathikus-Gleichgewicht wieder herzustellen und dadurch der Shockwirkung entgegenzuarbeiten. Je akuter die Gleichgewichtsstörung, um so aussichtsreicher der Erfolg. Daher die Wirkung beim angioneurotischen Symptomenkomplex nach Salvarsan, daher der Erfolg bei schweren Verbrennungen, daher die günstige Beeinflussung der Urtikaria. Bei allen diesen drei Erkrankungen kann es zur Bildung von Substanzen kommen, die eine parasympathikotrope Wirkung haben, wodurch Erscheinungen ausgelöst werden, welche einer plötzlichen Vagotonie entsprechen und sich hauptsächlich an den autonom innervierten Organen (Gefäße, glatte Muskulatur) äußern. Indem wir also den Sympathikus reizen, trachten wir, das gestörte Gleichgewicht im autonomen Nervensystem wiederherzustellen. Ob dies auch immer klinisch gelingt oder gelingen kann, hängt einerseits von der Ansprechbarkeit des Individuums, andererseits von der Dosierung ab. Es müssen aber Berichte von glänzenden Heilerfolgen bei besonders lange anhaltenden Krankheitszuständen immerhin mit einer gewissen Reserve beurteilt werden. Die lokale Anwendung von Adrenalin bringt nur einen vorübergehenden Erfolg und hat den Nachteil der konsekutiven Hyperämie.

Die Vorteile des Adrenalins, rasch zu wirken, sind aber auch gleichzeitig seine Nachteile, wenn man eine länger dauernde Adrenalineffekt erzielen will. Die innerliche Darreichung dieser Substanz hat außerdem noch Schwierigkeiten, da sich Adrenalin leicht oxydiert und dann wirkungslos wird. Nun wurde in letzter Zeit ein Körper genauer pharmakologisch analysiert, der dem Adrenalin bezüglich seiner Dynamik sehr nahesteht, sich aber vom Adrenalin dadurch unterscheidet, daß er viel länger seine Wirksamkeit entfaltet und auch innerlich eingenommen werden kann. Diese Substanz ist das Alkaloid der Ephedra vulgaris, das Ephedrin. Es erregt die Sympathikusnervenenden; seine Toxizität ist geringer als die des Adrenalins. Da aber die Beschaffung der Rohdroge und die Darstellung dieses Alkaloides Schwierigkeiten bereitet, wurde ein synthetischer Körper hergestellt, der die Wirkung des natürlichen Ephedrins hat, das Ephetonin. Es wurde zunächst bei Asthma und Heufieber gegeben. In der Dermatologie wurde es empfohlen, um durch Erregung des Sympathikus den Einfluß des übererregten Parasympathikus, wie er bei allergischen Dermatosen beobachtet wird, zu kompensieren. Von diesem Gesichtspunkte aus kann Ephetonin bei Ekzemen, allergischen Gewebedermatosen, Urticaria und bei der Neurodermitis verwendet werden; zwei bis dreimal täglich 0.025 bis 0.05. Die Kombination des Ephetonins mit Adrenalin ist das Ephedralin.

5. Beeinflussung der Schweißdrüsen.

Die Funktion der Schweißdrüsen ist eine doppelte: sie sind Ausscheidungsorgan für Wasser, salz- und stickstoffhältige Endprodukte des Stoffwechsels und infolge Wasserabgabe und Verdunstung Regulationsorgan der Körperwärme. Die Absonderung des Schweißes ist eine echte Drüsentätigkeit, die durch einen nervösen Mechanismus geregelt wird; sie wird durch zentrale Reize, durch Reflexe und durch direkte periphere Reize erregt. Die Innervation der Schweißdrüsen erfolgt durch sympathische Nerven.

Die Arzneimittel, welche Schwitzen hervorrufen (Diaphoretica), können zwei Angriffspunkte haben: Die spinalen

Zentren und die peripheren Endapparate. Zentral wirken Strychnin, Pikrotoxin, Kampher und die Ammoniaksalze, peripher Pilokarpin, Physostigmin und Muscarin.

Obwohl die Schweißdrüsen sympathisch innerviert sind, werden sie doch von parasympathikotropen Mitteln pharmakologisch erregt, während das stärkste sympathikotrope Mittel Adrenalin auf die Schweißdrüsen gar nicht einwirkt.

Diejenigen Substanzen, welche eine Hemmung des Schwitzens veranlassen, bezeichnet man als Antihidrotica. Ihr Angriffspunkt kann ebenfalls zentral oder peripher sein. Zu den zentralwirkenden schweißhemmenden Substanzen gehört die Kamphersäure und wahrscheinlich auch das Thallium. Peripher wirkende Antihidrotica sind das Atropin, das einen elektiven Einfluß auf die Schweißdrüsentätigkeit ausübt, und das Agaricin. Die Adstringentia (Gerbsäure) und die adstringierenden Antiseptika (Formaldehyd), welche zur lokalen Behandlung der Hyperidrosis Verwendung finden, wirken als Gerbmittel und beeinflussen die sezernierenden Zellen selbst.

Von diesen hier erwähnten Substanzen kommen der Kamphersäure, dem Agaricin und dem Atropin eine praktische Bedeutung für die Behandlung von universellem Schwitzen zu. Die Kamphersäure (Acid. camphoricum) ist ein Produkt der Oxydation des Kamphers. Sie macht zwar keine Krämpfe und wirkt weniger toxisch, regt die Atmung an, erhöht aber den Blutdruck. Die schweißhemmende Wirkung ist nicht so kräftig wie die durch Atropin bedingte, hält aber länger an. Man gibt innerlich 1.0—2.0 am Abend.

Agaricin (Agaricussäure) ist der wirksame Bestandteil des Pilzes Polyporus officinalis. Seine antihidrotische Wirkung gleicht der des Atropins, ohne die übrigen Nebenwirkungen des Belladonnaalkaloids zu besitzen. Die schweißhemmende Wirkung tritt erst nach einigen Stunden ein und dauert bis zu 24 Stunden; als Nebenerscheinungen sind Schleimhautreizungen bekannt; es kann zu Übelkeiten und zu Durchfällen kommen. Man gibt Agaricin zu 0.01—0.02 in Pillen, zumeist wegen der abführenden Wirkung mit Opium kombiniert: Agaricin. 0.3, Pulv. Doweri 3.0, Pulv. et Extr. Liquir. q. s. ut fiant pil No. XXX; S. 1—2 Pillen zu nehmen.

Für die Bekämpfung der lokalen Hyperidrosis eignet sich die Gerbsäure und das Formaldehyd. Für die milden Formen lassen wir Hände oder Füße mehrmals täglich mit kaltem Wasser abreiben und mit einem Spiritus (Acid. boric. 3.0, Spir. coloniensis ad 100.0; oder Acid. tannic. 2.0, Spirit. camphorat. ad 100.0) befeuchten. Über Nacht lassen wir ein Streupulver verwenden, Außer den zahlreichen käuflichen Präparaten können wir folgende Puder verordnen: Acid. salicyl. 5.0, Acid. boric., Acid. tartaric. aa 10.0, Zinc. oxydat., Talc. venet. aa ad 100.0; oder Acid. salicyl. 3.0, Zinc. oxydat. 20.0, Talc. venet. ad 100.0; oder Natr. boracic. 15.0, Aluminis pulv, Acid tannic. aa 10.0, Talc. venet. ad 100.0. Gegen Schweißhände wird folgendes Streupuder empfohlen: Acid. tannic., Pulv. Lycopodii, Pulv. rad. Iridis, Zinc. oxydat., Talc venet. aa 10.0. Man kann auch statt der Puder besonders bei Behandlung der Füße Formalinsalben verwenden: Formalin 5.0, Menthol 0.5, Vaselin., Lanolin aa ad 50.0.

Für mittelschwere Fälle eignet sich Formalin in wässeriger oder alkoholischer Lösung. Zweckmäßig ist die Kombination von Formalin mit Wasserstoffsuperoxyd (nach Aronheim): Formalin 10.0, Perhydrol 3.0, Aqu. dest. ad 300.0. Für die Hände empfiehlt sich Formaldehyd (40%) 20.0, Spirit. coloniens. 20.0, Formalin 5.0, Menthol 0.5, Vaselin., Lanolin aa ad 50.0.

Chromsäure wird hauptsächlich gegen Fußschweiß empfohlen. Infolge ihrer eiweißfällenden und oxydierenden Eigenschaft wirkt sie stark ätzend. Durch verdünnte Lösungen wird das Gewebe gehärtet, die Schweißsekretion verringert. Zur Behandlung der Hyperidrosis pedis wird eine einmal wöchentlich vorgenommene (im ganzen 3—4mal) Einpinselung einer 5%igen wässerigen Chromsäurelösung verordnet, die nach einem Fußbad durchgeführt wird. Für die schwersten Fälle kommt die Röntgenbestrahlung in Betracht.

Zur Bekämpfung des Achselhöhlenschweißes kommt Puder in Frage und essigsäurehältige, wässerige oder alkoholische Flüssigkeiten. Juliusberg empfiehlt als einfaches und wirksames Mittel, die käufliche 3%ige essigsaure Tonerde mit zwei Teilen Wasser zu verdünnen und damit allabendlich die Achselhöhle auszuwaschen; nötigenfalls Steigerung der Konzentration bis zu gleichen Teilen essigsaurer Tonerde und Wasser. Ferner: Spirit. vin., Mixtura oleoso-balsamica, Aqu. dest. aa 15.0, Acet. vini 5.0 (Eichhoff) oder nach Paschkis: Acid. acetic. aromat. 2.5—3.0, Aqu. coloniensis ad 100.0.

6. Pharmakologische Beeinflussung der Haare.

Nach den Untersuchungen von Fuhs ist die Wachtsumsgeschwindigkeit der Haare nicht nur in den verschiedenen Lebensaltern verschieden, sondern differiert auch bezüglich der einzelnen Schädelregionen. So beträgt die Wachstumsgeschwindigkeit der Körperhaare (beispielsweise im 25. Lebensjahre) in einem Monate beim Vorderhaupt 13.2, am Wirbel 10.4, am Hinterhaupt 11.6, an der Schläfe 11.6 Millimeter. Ein nennenswerter Wachstumsunterschied zwischen Winter und Sommer konnte nicht festgestellt werden. Am raschesten wachsen die Achselhaare (in sieben Tagen um 2.97 Millimeter), am langsamsten die Haare an den Armen (in sieben Tagen um 1.52 Millimeter).

Das Haar ist 20mal so elastisch wie ein gleich dicker Zinkdraht. Seine Tragkraft ist gleich der von Zink. Um ein Haar auszureißen, muß eine Kraft angewendet werden, die einem Gewicht von 31.8 Gramm gleichkommt.

Die Keratine der menschlichen Haare bestehen aus Calcium, Wasserstoff, Stickstoff, Sauerstoff und Schwefel. Der Schwefel, und das ist für die Pharmakologie und Therapie wichtig, kommt sowohl in der Thiol- als auch in der Disulfidform vor, wobei in den Haarfollikeln und in den jungen Haarwurzeln hauptsächlich der Thiol-, im reifen Haare der Disulfidschwefel vorherrscht.

Alkalien wirken auf das Haar quellend, es erfolgt eine Überdehnung. Doch ist die Wirkung der Alkalien auswaschbar und hinterläßt nur ganz geringfügige Schädigungen. Anders die Wirkung von Sulfhydraten: Die Haare werden brüchig. Es erfolgt keine Überdehnung, aber ein vollständiges Versagen der Tragkraft. Säuren üben bei nicht langer Einwirkungsdauer keinen schädigenden Einfluß aus. Salizylsäure hat keine Einwirkung auf die mechanischen Eigenschaften des Haares. Dagegen machen Gerbmittel, insbesondere Formaldehyd, die Haare spröde. Entfettete Haare sind minder widerstandsfähig.

Die Haare stehen unter hormonalem Einflusse. Mehrung und Minderung des Haarwachstums ist von innersekretorischen Einflüssen abhängig. Für die örtliche Haarverteilung bei Auftreten oder Verschwinden der Haare in bestimmten Gegenden sind die Keimdrüsen und die Nebennierenrindeninkrete bedeutsam. Aber auch Hypophysenzwischenlappen- und Thymusveränderungen spielen dabei eine Rolle. Die Trophik des Haares wird durch Störungen der Epithelkörperchen, des Hypophysenvorderlappens, der Keimdrüsen und der Thyreoidea geregelt. Scham- und Achselhaare sind von den Keimdrüsen, von der Hypophyse und von der Nebennierenrinde abhängig. Für die sexuelle Differenzierung der Bart-, Achsel- und Schamhaare sind die Keimdrüsen wichtig. Auch bei der Nebennierenrinde ist das besondere korrelative Verhältnis zu den Keimdrüsen zu würdigen. „Die Keimdrüsen steuern direkt im Sinne der dem eigenen Geschlechte entsprechenden Haarart und Topik“ (Pulvermacher). In der Hauptsache begünstigt Hypersekretion den Haarwuchs, während Unterfunktion der endokrinen Drüsen zum Haarausfall führt. Die Schilddrüse beeinflußt das Kopfhaar sowie die Augenbrauen, die Keimdrüsen und die Hypophyse wirken auf diejenigen Haare ein, welche die sekundären Geschlechtsmerkmale darstellen, also die Bart-, Achsel- und Schamhaare. Veränderungen der Nebennierenrinde führen zu einer Behaarung, wie sie für das entgegengesetzte Geschlecht charakteristisch ist.

Ob der Einfluß der endokrinen Drüsen ein direkter ist oder indirekt über den Sympathikus zustande kommt, ist eine noch ungeklärte Frage.

Von besonderer Wichtigkeit sind die Untersuchungen von Stein über die Ursachen der Glatze. Auf Grund klinischer Beobachtungen kam er zur völligen Ablehnung der alten Anschauung, daß die die umschriebene Kahlköpfigkeit einleitende Seborrhoe die Ursache der langsam fortschreitenden Atrophie der Haarpapille sei. Nach Stein ist die Glatze nicht eine Folge der Seborrhoe; sie ist vielmehr der Seborrhoe nicht subordiniert sondern koordiniert; beide sind das Endergebnis einer gesteigerten Keimdrüsentätigkeit. Nach Stein ist die Glatze ein sekundärer Geschlechtscharakter männlicher Seborrhoiker. Beim Nichtseborrhoiker hat die Glatze ihr Analogon in der Steinschen „Calvities frontalis adolescentium“. Beide, sagt er, sind keimplasmatisch festgelegte Minusvarianten des männlichen Haarkleides. Bei eunuchoiden Individuen oder Eunuchen konnte Stein niemals eine Calvities frontalis feststellen, während er sie bei Frauen mit intensiver Hypertrichosis antraf.

Auch das Hertoghesche Symptom, der Haarausfall im lateralen Teile der Augenbrauen, wird mit innersekretorischen Störungen in Zusammenhang gebracht. In mäßigen Grenzen tritt dieser Haarausfall physiologischerweise im Alter auf, wobei oft gleichzeitig eine Verdichtung der Haare im medialen Anteile zu beobachten ist. Auffallend ist, daß das Hertoghesche Symptom auch bei der Thalliumvergiftung zu beobachten ist. Buschke ist der Meinung, daß der laterale Anteil der Augenbraue gleicher Art und Herkunft wie das Stammhaar ist, während der mediale sinneshaarähnlich wäre.

Für die Pharmakologie der Haare sind zwei Kardinalfragen von Wichtigkeit:

1. Wie kann das Haarwachstum angeregt und gefördert werden;

2. wie kann das Gegenteil davon, die definitive Beseitigung des unerwünschten Haarwuchses erzielt werden?

Versuche einer Beeinflussung des Haarwachstumes.

Zunächst ist die Frage zu beantworten, ob mechanische Momente auf das Haarwachstum einen Einfluß ausüben. Es ist nicht mit Sicherheit erwiesen, ob das Haarschneiden das Wachstum der Haare beschleunigt. Das scharfe Rasieren dürfte dies hervorbringen, da es einen Reiz auf die Haarpapille ausübt, die, wie histologisch festgestellt wurde, mit erhöhter Mitosenbildung reagiert. Nach langdauernden Krankheitsprozessen (Phlegmonen, Panaritien) kann man eine lokale Hypertrophie des Haarwachstums feststellen, die teils durch die aktive, auf die Behandlung mit protrahierten Teilbädern zurückzuführende Hyperämie erfolgt, teils durch den betreffenden pathologischen Vorgang selbst bedingt sein dürfte (Linsers „Hypertrichosis irritativa").

Von Zuntz wurde ein neuer Weg eingeschlagen, um den Haarwuchs auf direktem Wege zu fördern. Von dem Gedanken ausgehend, daß der vorzeitige Haarschwund durch Mangel an chemischen Bausteinen des Haares bedingt sei, stellt er ein leicht verdauliches Horndialysat her, das H u m a g s o l a n, in welchem der wichtigste schwefelhältige Baustein des Eiweißmoleküls, das Zystin enthalten ist. Fütterungsversuche an Schafen, die in großem Maßstabe vorgenommen wurden, ergaben ein sehr zufriedenstellendes Resultat. Die Versuche am Menschen haben sich aber nicht eindeutig für oder gegen die Verwendung dieses Präparates ausgesprochen. Berichten über Erfolge stehen Berichte über Mißerfolge gegenüber.

Reizstoffe dürften einen günstigen Einfluß auf das Haarwachstum ausüben, namentlich Substanzen, welche auf die Gefäße der Papille einwirken und die daselbst eine bessere Durchblutung und Ernährung veranlassen (Chinin oder innerlich eingenommenes Arsen).

Wenn wir uns ein Bild über die Wirkung der gegen den Haarschwund empfohlenen Medikamente und Methoden zu machen versuchen, so müssen wir zunächst feststellen, daß verschiedene Autoren oft die diametralsten Standpunkte vertreten. Doch müssen wir zugeben, daß alle Beobachter, die über ein und dasselbe Medikament im günstigen oder abfälligen Sinne berichten, subjektiv und objektiv recht haben können. Denn kein Medikament ist ein Heilmittel gegen Haarausfall, und eine ganze Reihe von Substanzen kann den Haarschwund im günstigen Sinne beeinflussen, da die verschiedensten ätiologischen Momente eine Alopezie veranlassen können.

Nach einer Einteilung von Stein wäre vom physiologisch-pharmakologischen Standpunkt folgende Gruppierung der Ursachen einer Alopezie vorzunehmen. Es wären zwei Hauptgruppen zu unterscheiden:

1. Der Haarschwund kann durch äußere exogene Ursachen bedingt sein (infektiös: Pilzerkrankungen, Impetigo, Folliculitis decalvans usw.);

2. die Alopezie kann endogenen Ursprungs sein, und zwar bedingt

a) durch Ernährungsstörungen der Papille; in diese Untergruppe fallen die toxischen Alopezien, auch jener Haarausfall, der z. B. bei anämischen jungen Mädchen so häufig zu beobachten ist;

b) durch Dysfunktion der endokrinen Drüsen;

c) durch Dysfunktion der Talgdrüsen und

d) durch Störungen der Keratinisation.

Es ist klar, daß man nur nach Feststellung der Ursache eine entsprechende therapeutische Beeinflussung vornehmen kann. Andererseits ist aus diesem Schema ersichtlich, daß man mit ein und demselben Medikament bei einem Falle Erfolge erzielen kann, während er bei einem anderen Falle ausbleibt, je nachdem, welche Ursache der Haarschwund hatte.

Handelt es sich darum, Ernährungsstörungen der Papille zu beeinflussen, so werden zunächst Maßnahmen allgemeiner Natur notwendig sein. Zweckmäßige Ernährung allein kann gelegentlich schon zum Erfolge führen. Innerliche Zufuhr von Arsen, Eisen, Chinin, die teils auf die Kapillaren der Haarpapille, teils allgemein auf den ganzen Organismus wirken, sind sicherlich für die dadurch bedingten Erkrankungen des Haares von wesentlicher Bedeutung. Ob die äußerliche Zufuhr von Cholesterin, wie sie durch das Jaffésche Präparat Trilysin erzielt werden soll, einen günstigen Einfluß ausübt, muß eigentlich erst in größeren Versuchsreihen geprüft werden. Immerhin kann ein Versuch mit diesem Präparate gemacht werden.

Viel schwieriger ist es, die Dysfunktionen des endokrinen Ringes zu beeinflussen. Einerseits fehlen uns die klinischen Kriterien, mit absoluter Sicherheit eine Störung einer innersekretorischen Drüse festzustellen, andererseits lassen die käuflichen Hormonpräparate vielfach im Stiche. Auch die Dysfunktion der Talgdrüsen ist therapeutischen Maßnahmen gegenüber schwer zugänglich. Nach Stein kann die Abhängigkeit der Talgdrüsen vom autonomen Nervensysteme als feststehend angenommen werden. Ob aber auch diese Drüsen auf die vegetativen Medikamente ebenso prompt ansprechen, wie die Schweißdrüsen, ist fraglich. Bei Hypofunktion der Talgdrüsentätigkeit kann Pilokarpin versucht werden. Bei der gegenteiligen Talgdrüsendysfunktion, bei der abnormen Fettproduktion, muß dieses überschüssige Fett beseitigt werden. Zur Bekämpfung der Seborrhoe eignet sich ganz besonders der Schwefel, so in Form der Lassarschen Schwefelpomade oder in Form des von Zumbusch angegebenen 40%igen Schwefelpuders. Auch das Sulfoform wirkt dadurch, daß es Schwefel in statu nascendi abgibt. Neben dem Schwefel kommt auch die Resorzinbehandlung in Betracht. Nach Rost wirkt die Salizylsäure als 1—2%ige Salbe „geradezu spezifisch“ auf den seborrhoischen Prozeß ein. Ebenso wirken die Teerpräparate und das weiße Quecksilberpräzipitat auf die Seborrhoe günstig ein.

Der vierte Faktor sind die Störungen der Keratinisation. Es sei auf das verwiesen, was früher bezüglich der Pharmakologie des Schwefels gesagt wurde. Auch beim Haar erfolgt eine Umwandlung des Zysteins in Zystin, also eine Überführung der Thiolgruppe — SH in die Disulfidform — SS. Dies kann einerseits erfolgen durch äußerlich applizierten reaktionsfähigen Schwefel, andererseits aber auch durch innerliche Verabreichung dieser Substanz. Hier dürfte der Angriffspunkt der Horndialysate liegen. Wenn diese Substanz, per os gegeben, im Organismus zu reaktionsfähigem Schwefel umgewandelt wird, so gelangt dieser Schwefel durch die Blutbahn zu den Zysteinen und bewirkt oder beschleunigt die Kondensation des Zysteins zum

Disulfid-Zystin. Es sei hier nebenbei bemerkt, daß Warburg und Sakuma fanden, daß dieser Prozeß unter dem Einfluß katalytisch wirkender kleiner Eisenmengen erfolgt, was vielleicht den günstigen Einfluß der Eisentherapie bei der Behandlung des Haarausfalles erklären kann. Kommt also wirksamer Schwefel aus den Horndialysaten zu den zysteinhaltigen Substanzen des Haares, so regt er eine daniederliegende Verhornung zu kräftigerer Keratinisation an. Gerade bei Störungen der Keratinisation wirkt aktiver Schwefel fast elektiv auf die trägen inaktiven Zysteine und regt dadurch eine Verhornung an. Da aber nicht bei jedem Haarausfall eine Störung im Verhornungsprozeß ätiologisch vorliegt, können die Horndialysate nicht bei allen Fällen wirken. Dadurch können auch die Erfolge und Mißerfolge der Medikation mit Humagsolan aufgeklärt werden.

Beeinflussung der Hypertrichosis.

Der Angriffspunkt der Mittel, welche eine Beseitigung der Haare zu veranlassen imstande sind, kann ein dreifacher sein: pilär, papillär und indirekt. Während Substanzen, die einen pilären Angriffspunkt haben, nur einen vorübergehenden Haarausfall bedingen, veranlassen die Mittel, welche papillär wirken, einen dauernden Haarverlust. Die endogen wirkenden Substanzen, die auch papillär wirken, würden, wenn man sie in einer derartigen Form zur Verfügung hätte, daß sie keine Schädigungungen des Gesamtorganismus bedingen, auch einen dauernden Haarverlust zur Folge haben; nur liegt bei diesen Körpern die dosis efficax so nahe der Dosis toxica, daß eine dauernde Epilation durch Medikamente heute noch ein pium desiderium geblieben ist.

Papillär wirkende Medikamente kennen wir nicht; doch sind wir immerhin in der Lage, durch den elektrischen Strom (Elektrolyse, Koagulation) bei richtiger Technik eine Enthaarung mehr oder weniger ausgedehnter Bezirke ohne Hinterlassung entstellender Narben durchzuführen. Auch die Röntgenstrahlen können einen dauernden Haarausfall bewirken; doch ist bei dieser Behandlungsart immerhin Vorsicht geboten.

Diejenigen Medikamente, welche pilär wirken, wurden schon bei der Besprechung der Untersuchungen von Menschel und Pulewka erörtert. Auf Grund kolloidchemischer Untersuchungen stellten diese Autoren fest, daß die Quellung von Keratinen durch Erdalkalisulfide (das sind nach Heubner Polysulfide) bedeutender ist als durch die entsprechenden Hydroxyde. Bei Einwirkung von Sulfhydratlösungen auf die Haare kommt es zu keiner Überdehnung des Haares, wie es die Hydroxyde veranlassen, sondern das Haar wird schon nach fünf Minuten brüchig. Aus diesen Versuchen ergibt sich die Wirkung der sogenannten Epilatoria. Chemisch dürfte der Angriffspunkt der Erdalkalipolysulfide im Zystin des Haares liegen.

Als Epilatoria (Depilatoria) kommen nur solche Substanzen in Frage, welche keine Hautschädigungen hervorrufen und die schon bei gewöhnlicher Temperatur und in kurzer Zeit ihre Wirkung entfalten. Seit längerer Zeit sind im Gebrauch die Sulfide des Baryums, des Strontiums und des Kalziums, sowie das Arsentrisulfid (Auripigment, Operment).

Nach experimentellen Enthaarungsversuchen mit verschiedenen Epilatorien wurde festgestellt, daß die beste Wirkung das Strontiumsulfid und das Unnasche Epilatorium entfaltet, das aus Schwefelbaryum, Zinkoxyd und Mehl besteht.

Es braucht kaum hervorgehoben zu werden, daß die Wirkung der Epilatorien nur eine vorübergehende ist und daß die Haare nach kurzer Zeit wieder nachwachsen.

Eine Substanz, welche auf indirektem Wege einen vorübergehenden Haarausfall bedingt, ist das Thallium. Zunächst wurde durch Buschke experimentell und klinisch erhoben, daß Thallium fast so giftig wie Blei ist, die Niere schädigt, eine körnige Degeneration der roten Blutkörperchen hervorruft, die von der durch Blei hervorgerufenen nicht zu unterscheiden ist. Die mit Thallium vergifteten Tiere zeigten Muskelschwäche, Ataxie und gelegentlich Konvulsionen. Die Ursache des nach Thalliumzufuhr auftretenden Haarausfalles ist eine Schädigung des endokrinen Systems. Auch beim Menschen kann durch Thallium ein Haarausfall auftreten. Da beim Erwachsenen schwere Schädigungen auftreten können, ist diese Therapie nur bei Kindern unter 14 Jahren erlaubt. Die Indikationen für diese Behandlung sind die Pilzerkrankungen des behaarten Kopfes, bei denen man aus irgend einem Grunde keine Röntgenstrahlen applizieren kann. Es muß aber betont werden, daß das Thallium nur eine Epilation veranlaßt, die Pilze aber nicht beeinflußt. Nach Enthaarung mit Thallium muß die Dermatomykose nach dem üblichen Verfahren, also wie nach einer Röntgenepilation, behandelt werden. Als Dosis gibt man einmal 8 Milligramm Thalliumazetat pro Kilo Körpergewicht auf einmal. 6—8 Tage nach der Einnahme des Medikamentes lockern sich die Haare und lassen sich in den nächsten Tagen immer leichter entfernen, bis schließlich zwischen 16. und 19. Tag der Kopf vollständig haarfrei wird. (Verabreicht man eine kleinere Dosis, so erfolgt keine diffuse, sondern eine fleckförmige Alopezie.) An der Stirnhaargrenze bleibt zumeist ein kleiner Streifen Haare stehen; an den Augenbrauen fallen, wie beim Hertogheschen Sympton, die Haare an der lateralen Hälfte aus, während sie medial erhalten bleiben. Die Regeneration erfolgt nach ungefähr vier Wochen; nach ungefähr drei Monaten sind die Haare vollständig wieder nachgewachsen. Es muß aber eindringlichst davor gewarnt werden, die Thalliumapplikation zu wiederholen. Die Thalliumepilation kann, wenn man die entsprechenden Vorsichtsmaßnahmen beobachtet, zur Epilation empfohlen werden; nur kommt diese Behandlung weder für größere Kinder noch für Erwachsene in Betracht. Von Nebenerscheinungen wurden Appetitlosigkeit, Gelenksschmerzen, Reizbarkeit und Albuminurie beobachtet.

Zum Schlusse seien hier noch kurz die gebräuchlichsten Verordnungen der hier besprochenen Arzneimittel erwähnt. Vom Zuntzschen Humagsolan gibt man dreimal täglich nach den Mahlzeiten 1—2 Originalpillen durch 6—8 Wochen. Für die Arsendarreichung eignen sich die von F. Pinkus angegebenen Pillen: Acid. arsenicosi 0.1, Natr. carbonici 1.0, Succ. liquir., Pulv. rad. liquir. aa 2.0. M. f. pilul. No. 50; D. S. Dreimal täglich eine Pille nach den Mahlzeiten zu nehmen. Oder man gibt Arsen mit Eisen und Chinin etwa nach folgender Formel kombiniert: Solut. Fowleri 5.0, Tinct. chinae composit., Tinct. ferri pomati aa ad 50.0 (10 Tropfen der Mischung enthalten 0.05 Sol. Fowler).

Zu den Reizstoffen, welche infolge besserer Durchblutung der Papillen wirken, gehört vor allem die Bestrahlung mit der künstlichen Höhensonne. Von den Medikamenten ist das Chinin sehr geeignet; wir verschreiben es für gewöhnlich nicht allein, sondern mit anderen Mitteln kombiniert, welche zur Behandlung der Seborrhoe dienen, wie z. B. Epicarin (ein Kondensationsprodukt von Kresotinsäure und β-Naphthol), Resorzin, Salizylsäure, Liqu. carb. detergens. So gibt Galewsky folgenden Haarspiritus an: Acid. salicyl. 5.0, Resorcin, Chinin. muriat. aa 2.0, Epicarin 3.0, Ol. ricini 2.5, Spirit. vin. dilut. ad 200.0. Oder Liqu. carb. deterg. 15.0, Sulfoformii 7.5, Chinin. muriat. 1.5, Euresol 5.0, Spirit. coloniens. 30.0, Spir. vin. ad 150.0.

Man kann den Haarwässern noch Reizstoffe zufügen, wie Canthariden- oder Capsicumtinktur. Diese beiden Substanzen eignen sich ganz besonders für die Behandlung der Alopecia areata (Tinct. cantharid. 2.0, Tinct. gallar. 10.0, Spirit. vin. ad 50.0; oder Tinct. capsici 10.0, Spirit. coloniensis ad 50.0). Für die diffusen Alopozien eignet sich mehr das ätherische Öl der Mazisblätter, z. B. Acid. salicyl. 3.0, Ol. macidis 0.5, Spirit. vin. ad 200.0. Diese Haarwässer werden 2—3wöchentlich in den mehrfach gescheitelten Haarboden eingerieben. Da aber das Haar dadurch oft allzu spröde und trocken wird, empfiehlt sich, am nächsten Tag den Haarboden etwas einzufetten. Besser als Mandel-, Oliven- oder Rizinusöl eignet sich dazu eine Lösung von Vaselin in Tetrachlorkohlenstoff: Vaselin. albi americ. 10.0, Tinct. benzoes 1.0, Carbon. tetrachlor. 50.0.

Um die Hypofunktion der Talgdrüsentätigkeit zu beeinflussen, wird Pilokarpin empfohlen. So verordnet Galewsky folgende Salbe: Chinin. muriat., Sulf. praecip. aa 1.0, Pilocarp. muriat. 0.2, Balsam. peruv. 0.8, Ung. lenient ad 30.0. Die Lassarsche Haarpomade ist ähnlich zusamemngesetzt, nur enthält sie 2% salzsaures Pilokarpin, 4% salzsaures Chinin, 10% präzipitierten Schwefel und 20% Perubalsam. Pilokarpin kann auch in alkoholischer Lösung verwendet werden: Pilocarpin. mur. 0.2, Bals. peruv. 4.0, Spirit. vin. ad 200.0.

Die Vorschriften zur Verschreibung von Depilatorien sind: Strontii sulfurat. 8.0, Zinci oxyd., Amyl. aa 12.0; oder Baryi sulfurat. recent. parat., Zinc. oxyd. aa 10.0. Eines dieser Pulver wird mit etwas warmem Wasser zu einer Pasta verrieben und messerrückendick auf die zu epilierende Stelle aufgestrichen; die Pasta bleibt je nach der Empfindlichkeit des betreffenden Patienten 1—10 Minuten liegen und wird dann mit Öl entfernt. Hierauf wird die Haut mit warmem Wasser abgewaschen und mit einer Wasserfettsalbe eingefettet. Das unter dem Namen „Rhusma Turcorum“ bekannte Gemisch aus Ätzkalk und Arsenpentasulfid wird wegen seiner Giftigkeit kaum mehr verwendet.

Sachverzeichnis

(C siehe auch K und Z)

Rezepttaschenbuch für Dermatologen. Für die Praxis zusammengestellt von Prof. Dr. **Carl Bruck,** Oberarzt der Dermatologischen Abteilung des Städtischen Krankenhauses Altona. Zweite, verbesserte und vermehrte Auflage. IV, 165 Seiten. 1925. Mit Schreibpapier durchschossen. RM 6.60

Hautkrankheiten. Von Dr. **Georg Alexander Rost,** o. Professor der Dermatologie und Direktor der Universitätshautklinik in Freiburg im Breisgau. („Fachbücher für Ärzte" Band XII, herausgegeben von der Schriftleitung der Klinischen Wochenschrift.) Mit 104 zum großen Teil farbigen Abbildungen. X, 406 Seiten. 1926. Gebunden RM 30.—

Die Bezieher der „Klinischen Wochenschrift" erhalten die „Fachbücher" mit einem Nachlaß von 10%.

Die Lichtbehandlung des Haarausfalles. Von Dr. **Franz Nagelschmidt** in Berlin. Vierte Auflage. Mit 89 Abbildungen. IV, 82 Seiten. 1926. RM 3.90

Röntgen-Hauttherapie. Ein Leitfaden für Ärzte und Studierende von Professor Dr. **L. Arzt** und Dr. **H. Fuhs,** Assistenten der Klinik für Dermatologie und Syphilidologie in Wien (Vorstand: Professor Dr. G. Riehl). Mit 57 zum Teil farbigen Abbildungen. VI, 156 Seiten. 1925. RM 9.60

Praktischer Leitfaden der Quarzlichtbehandlung bei Hautkrankheiten nebst diagnostischen und allgemein-therapeutischen Anmerkungen. Von Dr. med. **Theodor Pakheiser,** Facharzt für Hautleiden in Heidelberg. Mit 7 Abbildungen. IV, 82 Seiten. 1927. RM 3.90

Die Radium- und Mesothorium-Therapie der Hautkrankheiten. Ein Leitfaden von Prof. Dr. **G. Riehl,** Vorstand der Universitätsklinik für Dermatologie und Syphilidologie in Wien, und Dr. **L. Kumer,** Assistent der Universitätsklinik für Dermatologie und Syphilidologie in Wien. Mit 63 Abbildungen im Text. VI, 84 Seiten. 1924. RM 4.80

Physik und Chemie des Radium und Mesothor. Für Ärzte und Studierende von Privatdozent Dr. phil. **Albert Fernau,** Leiter der Physikalischen Abteilung der Radiumstation im Allgemeinen Krankenhaus in Wien. Mit einem Vorwort von Professor Dr. Gustav Riehl, Vorstand der Universitätsklinik für Dermatologie und Syphilidologie in Wien. Zweite, wesentlich vermehrte Auflage. Mit 31 Textabbildungen. VI, 102 Seiten. 1926. RM 7.50